Molly Harrod
Sanjay Saint
With
Robert W. Stock

ホスピタリストが教える
病棟教育スキル

すべての医師が
知っておきたい教え方

監訳
徳田 安春

© Molly Harrod and Sanjay Saint 2017

Teaching Inpatient Medicine: What Every Physician Needs to Know was originally published in English in 2017. This translation is published by arrangement with Oxford University Press. Kai Shorin is solely responsible for this translation from the original work and Oxford University Press shall have no liability for any errors, omissions or inaccuracies or ambiguities in such translation or for any losses caused by reliance thereon.

私の偉大な恩師である Troy, Ben, Ava Demo 先生へ捧げる

Molly Harrod

12 人の最高の指導医たちへ捧げる

Sanjay Saint

Jack へ捧げる

Robert W. Stock

Teaching Inpatient Medicine
ホスピタリストが教える病棟教育スキル

What Every Physician Needs to Know

すべての医師が知っておきたい教え方

目　次

序文 ··· X
著者紹介 ·· XⅢ
監訳のことば ·· XⅣ
翻訳者一覧 ··· XⅤ

1 Teaching Medicine ···································· 1
Attending on the wards has never been so challenging ··· . Time pressure rises ··· . Bedside rounding shrinks ··· . Resident work duty rules in effect ··· . New guidelines needed for a new era

1. 医学教育の現状 ·································· 1
・病棟指導医を取り巻くかつてない困難な状況
・時間的制約の出現
・縮小化するベッドサイド教育
・研修医の業務時間制限の影響
・新たな時代に求められるガイドライン

2. Why Study Attending Physicians? ····················· 9
Love your work ··· . Never stop learning ··· . Be interested in your learners ··· . Monitor your own progress ··· . Use humor, but judiciously

2. なぜ指導医が学ぶのか？ ························· 9
・自分の仕事を愛するということ
・常に学び続けること
・学習者に対して興味を持て
・自身の進歩をモニターする
・ユーモアを使うが思慮深く

3. Building the Team ································· 15
Be a coach, not a boss ··· . Push the team concept on day 1 ··· . Trust your team··· .Encourage collaboration, not competition ··· . Include other professionals in the team

3. チームの構築 ································· 15
・上司ではなく，コーチであれ
・初日から作るチームのコンセプト
・チームを信頼すること
・競争力ではなく，協調性を推奨する
・チームに他の専門職も含める

VII

目　次

4. A Safe, Supportive Environment ·· 26
Make it safe to bomb … . Be available 24/ 7 … . Share your own mistakes … . Invite push- back … . Set the bar

4.安心感のある支援環境·· 26
・失敗を安心に変える
・24 時間・週 7 日いつでも連絡が取れること
・自分の失敗を認めること
・異論反論を歓迎する
・基準を設定する

5. Bedside and Beyond ·· 40
Make bedside teaching paramount 　… . Teach patient- centered lessons … . Review patient records before rounds … . Look for blank looks … . Give learners individual attention

5.ベッドサイドとその向こう側·· 40
・ベッドサイド教育を最高なものにする
・患者中心の教育
・回診前にカルテレビューを行う
・虚ろな表情を探す
・学習者一人ひとりに注意を払う

6. How to Think About Thinking ·· 59
Create moderate anxiety … . Pose "what if" questions … . Conduct Socratic dialogues … . Instill the second- thought habit … . Emphasize methods over facts

6.思考について考える·· 59
・適度な不安を作り出す
・「もしそうであるならば」という問いを与える
・ソクラテス式問答法をしてみよう
・再考する習慣を教え込む
・事実ではなく考え方を強調する

目　次

7. Role Models ··· 68
Be aware: Learner see, learner do … . Put in the hours … . Keep your cool … . Learn from other attendings … . Note the hidden curriculum

7.ロールモデル··· 68
・注意しよう：学習者はあなたを見て，行動する
・時間をつぎ込む
・冷静を保つ
・他の指導医から学ぶ
・hidden curriculum に気付く

8. The Sacred Act of Healing ·· 79
Listen to the patient … . Demonstrate empathy and respect … . Get your patient out of bed ASAP … . Leave the patient's room as you found it … . Arrange for patient's post- hospital care

8.聖なる癒しの振る舞い··· 79
・患者に耳を傾ける
・共感と尊敬を表する
・できるだけ早期に離床を促す
・病室から立ち去るときに気づくべきこと
・退院後のケアの調整

9. Putting It All Together ·· 92
A recap of the most important findings: Bond with team members … . Tailor your teaching … . Position yourself as a team member rather than team leader　… . Trust but verify　… . Exude enthusiasm for medicine

9.すべてをまとめよう··· 92
・最も大切のおさらい：チームのメンバーとの関係
・自分の教育法を見直そう
・自分をチームリーダーではなくチームのメンバーとして位置づける
・信頼するが検証は怠らない
・医学への溢れる熱意を持って

Appendix: The 12 attendings································· 99
付録：12 人の指導医 ···································· 99

REFERENCES ·· 111
INDEX ·· 115

凡　例

　本書は，次の書籍の日本語訳です.
書名：Teaching Inpatient Medicine : What Every Physician Needs To Know
First Edition
著者：Molly Harrod, Sanjay Saint with Robert W. Stock
出版社：Oxford University Press；1 版，2017 年，ペーパーバック：142 ページ

- former learner, current learner：「かつての学習者」,「現在の学習者」と訳しています.
- attending physician, medical student, intern, resident, staff：指導医，医学生，インターン，レジデント，スタッフと訳しています. 米国においては，卒後1 年間各科のローテーションを行う研修医のことを「インターン」と呼び，2 年目以降はレジデンシーに進みます. つまり，米国では「インターン」が日本で言う「初期研修医」,「レジデント」は日本で言う「後期研修医」に対応しています（医学教育 2007.39(1): 47-49）.
- 日本語訳にあたりコメントが必要な語句には，訳注として該当ページに脚注として解説しました.
- 人名，書誌のタイトルはすべて英語表記にしました.

序　文

　本書「ホスピタリストが教える病棟教育スキル－すべての医師が知っておきたい教え方－」は，よりよい病棟指導医を目指している方を対象にした本である．近年，研修医の業務時間は制限されていく一方で，病棟における医学教育に期待されているものはますます増えてきており，質が高くかつ効率的なケアを提供する必要性が生じている．その教育の責任は指導医の肩にかかっているにもかかわらず，多くの指導医は各々のシステムのもとで教育を受けてきてただけで，教えることについての十分な教育を受けてこなかった．

　指導医は，質の高いケアを提供するために医学的知識や臨床技能以上のものを教えなければならない．研修医は，患者や家族，他の医療職とコミュニケーションをとる方法を学ばなくてはならず，また，タイムマネジメントやプロフェッショナリズム，チームの一員として行動するための方法も学んでいかなければならないのである．患者へ質が高くかつ価値のあるものを届けるためには，まず研修中の医師自身に，質が高くかつ価値のあるものを，臨床教育を通して届ける必要があるのだ．近年，医師中心の医療から患者中心への医療へ変遷を遂げており，医師にとっては，今まで関わったことのないような個人とコミュニケーションをとり，対話することが求められるようになった．過去の教育モデルで学んできた指導医は，次世代の医師たちにチームを基盤とした患者中心の医療を提供していく方法を指導していかなければならないのである．

　優秀な指導医であっても時間的な制約は生じている．指導医は医療チームを任されているだけなく，患者のケアも任されているのである．さらに，21世紀の指導医は，より複雑な患者を診療し，院内での他の医療職との連携（例えばコンサルト医，放射線医，薬剤師，ソーシャルワーカー，退院支援専門員）を取り，書類仕事により多くの時間を費やすことになっている．言うまでもないが，病棟にいない時にもその業務の責任は継続しているのである．

　このように診療トレーニングにおける難しい課題が数多く出てきてはいるものの，現在の臨床教育のシステムは次世代の医師になるための準備の土台としての役割を果たし続けている．予想されたことではあるが，指導医が提供している教育の質は実に様々であり，素晴らしい教育をしている人もいれば，そうではない人もいる．では何が成功させる要因なのだろうか？その答えを，最高

の指導医たちから学びとることができると私たちは考えている．高く評価されている指導医たちは病棟における複雑性をどのようにして対処しているのかを学ぶことによって，若い指導医だけではなくベテランの医師にとっても多くのことを学ぶことができるだろう．

　指導医が，学習環境へどのようにアプローチしているのか，彼らができる範囲の中で何を行っているのかについて焦点をあてた研究はたくさんあるが，これらは指導医の側，あるいは指導される側といった片方の側面を重視してしまう傾向にある．すると，同一のチーム内や同一の研究内での議論（例えば，医学生だけに焦点を当てているなど）に留まることになってしまい，他の専門家側や患者側などの多角的な視点を持ち合わせていないことがたびたび見受けられる．生涯学習としての教育法を理解するためには，指導医が持つべき個々の素質を探求するだけではなく，優秀な指導医たちがどのような学習環境を作り出しており，患者ケアにおいて新たに求められるものが出てくるのに従い，この環境をどのように管理し変化させていっているのか，について探っていく必要があるだろう．そこで，次世代の医師たちがいかにして患者のケアを学んでいるのかを理解するためにも，病棟教育にいま一度立ち戻る必要が出てきた．そこで，私たちはより良い理解を探るための旅に出てみることにした．

1. 素晴らしい指導医たちは，どのような環境を作り出しているのか？
2. 素晴らしい指導医たちは，これらの環境をどのようにして作り出しているのか？
3. 最高の患者ケアを提供するために，多様なレベルの学習者に対して行っている教育法とは？

　私たちの発見を通して，教育へのアプローチを改善する術を日々模索している指導医の一助となるよう工夫した．

　本書は，医療の質的研究手法を専門としている医療人類学者，病棟指導医や海外の医療サービスに従事し医学教育に長年に渡って取り組んでいるアカデミックマインドを持った医師，そして，医療の特定の分野でジャーナリストや著者として活躍している者が執筆している．本書の内容は会話形式で書かれており，実践的な例を豊富に用いた．主な対象とする読者は，教育の改善を望む指導医であるが，最近トレーニングプログラムを卒業したばかりの医師や，さらに病棟での経験を積みたい人，医学教育者，病院管理者，そして現在研修を受けている医師にとっても，本書の知見や推奨は役に立つだろう．

XII

この本を製作するにあたって多くの人の助けがあった．何よりも最初に，指導医たちとその（現在とかつての）チームが，私たちを「彼らの日常の1日」の中に迎い入れてくれ，知識や考え，経験を共有する時間を持てたことに感謝したい．言うまでもなく，あなたたちがいなければこの本は完成できなかった．そして，研究を計画し，練り上げ，スケジュール通りに行ってくれたKaren E. Fowlerにも多大な感謝を申し上げたい．また，この本の最終準備をしてくれたJason Mannにも感謝している．最後に，私たちを見届けてくれ，十分なサポートをしてくれた家族に感謝したい．

私たちが本書を準備していたときの楽しさが，読者の皆さんにも伝わってくれることを願っている．

Molly Harrod, PhD
Sanjay Saint, MD, MPH
Robert W. Stock

著者紹介

Molly Harrod, PhD.

Molly Harrod, PhD は VA Ann Arbor Center for Clinical Management Research の医療人類学者である．医療者のコミュニケーションやチームワーク，行動変容，患者安全，実装科学に焦点をあてた多くの質的研究・混合研究を行っている．加えて，他の医学研究者に半構造化面接や観察研究を含む質的研究についての指導を行っている．

Sanjay Saint, MD, MPH.

Sanjay Saint, MD, MPH. は VA Ann Arbor Healthcare System の内科部長，ミシガン大学の the George Dock Professor of Internal Medicine である．患者安全や診断推論を中心に研究を行っている．New England Journal of Medicine の特派員であり，Annals of Internal Medicine の編集委員の一人である．彼は医師免許を University of California at Los Angeles (UCLA) で取得し，レジデントやチーフレジデントを務めた．UCLA で医学博士を取得，さらに同校で研修，チーフレジデントを経験した．ワシントン大学で公衆衛生学修士を取得している (Robert Wood Johnson Clinical Scholar として)．2016 年にはその年の Mark Wolcott Award for Clinical Excellence を退役軍人省から授与されている．最近はロンドンの英国内科医師会の名誉国際研究員に就任している．

Robert W. Stock.

Robert W. Stock. はフリーランスの書籍・雑誌ライターである．The New York Times の著者，コラムニストとして 30 年間活躍．羊水検査から遺伝相談の話題までといった幅広い医学的な話題について，読者に向けた寄稿を行っている．

監訳のことば

「ホスピタリストが教える病棟教育スキル―すべての医師が知っておきたい教え方」

本書は，次の書籍の全訳です．
書名：Teaching Inpatient Medicine : What Every Physician Needs To Know
First Edition 著者：Molly Harrod, Sanjay Saint with Robert W. Stock
出版社：Oxford University Press；1 版，2017 年，ペーパーバック：142 ページ

　初期研修制度が導入されて以来，病院における医師教育のあり方について関心が高まってきています．指導医養成講習会などによって，成人学習理論や医学教育学の内容が臨床現場の指導医に導入され，教育目標，方略，評価の方法が習得されて実行されるようになりました．しかしながら，臨床医学の教育は，病院という特異的な環境の中で行われ，しかも学習者は医師としての業務も要求されます．患者の安全確保，隠れたカリキュラムとの葛藤，学習者へのハラスメントの予防，などの課題には，従来の理論ベースでは対応できなくなってきています．

　そのような中，アメリカの入院診療教育の中心的役割を担うホスピタリスト医師集団が，入院医療の指導に当たる医師のための実践書を発行しました．臨床教育のアートとサイエンスのインプットが短時間で可能となり，臨床指導医の標準サブテキストになると考え，日本語版出版を企画しました．本書は，臨床医学教育の中で最も基本的な内容をカバーしています．読者対象は広範で，指導医だけでなく，初期研修医を教育する後期研修医，医学生を教育する初期研修医，新人を教育する多職種プロフェッショナルの皆様も含まれます．多忙な診療の中でどのように効果的に教育を組み込むか，学習者を独立したプロフェッショナルとしていかに成長させるか，チーム・ダイナミズムでどう学習させるか，などについてエビデンスとカリスマ指導医からのパールを盛り込んだ内容も含んでいます．必ずや，この本は，臨床現場の教育者に情熱と共感のパワーを与えてくれると思います．

　多くの皆様のおかげで本書の出版が実現しました．分担翻訳作業を行ってくださった総合医系勉強会「琉球 GIM」の世話人の先生方，そしてカイ書林の皆様には，心より御礼を申し上げます．

2019 年 9 月吉日

徳田 安春

翻訳者一覧

| 監訳者 | 徳田 安春 | 群星沖縄臨床研修センター |

翻訳者

序文	栗原 健	浦添総合病院 病院総合内科
1. 医学教育の現状	仲里 信彦	沖縄県立南部医療センター・こども医療センター　内科
2. なぜ指導医が学ぶのか？	諸見里 拓宏	沖縄県立南部医療センター・こども医療センター 内科
3. チームの構築	新里 敬	中頭病院 感染症総合内科
4. 安心感のある支援環境	川妻 由和	琉球大学医学部附属病院 沖縄県地域医療支援センター
5. ベッドサイドとその向こう側	喜舎場 朝雄	沖縄県立中部病院 呼吸器内科
6. 思考について考える	本村 和久	沖縄県立中部病院 総合内科
7. ロールモデル	知花 なおみ	那覇市立病院 内科
8. 聖なる癒しの振る舞い	成田 雅	沖縄県立中部病院 感染症内科
9. すべてをまとめよう	金城 俊一	浦添総合病院 病院総合内科
付録：12人の指導医	山城 惟欣	同仁病院 消化器内科

| 翻訳協力 | 梶 有貴 | 板橋中央総合病院 総合診療科 |
| | Alex Gregg | |

1 医学教育の現状

Example is not the main thing in influencing others.
It is the only thing.

– Albert Schweitzer

（人を動かすには模範を示すことが大切だ．というより，それ
しかない．―アルベルト・シュヴァイツァー）

　ある医学生は担当患者の一人を外来の指導医に紹介しようとしていた．だが，その指導医は首を横に振った．「外来の混雑状況や制度上の問題もあって，私がその患者を外来で診てあげることはできないんだよ．」さらに彼は続けてこう言った．「君は私ならこの患者さんの力になってあげられると思って紹介してくれたんだね．私も君も強いこだわりがあるというわけではなく，君はこれが良い落としどころじゃないか，と考えてくれたんだね．」

　指導医は，「診れないよ．」と短く言い放ち，この医学生を困惑させることもできたはずだ．しかし，この指導医はそうではなく，決断に至るまでの自分の考えを説明したうえで，そして事態を打開するための言い回しを用いていたのである．

　医学教育の歴史をたどると，医学生の提案に対してすぐさま「診れないよ．」と無機質に返事をすることが当然の対応と思われていた時代も確かにあった．当時は，指導医は病院における絶対的な支配者であり，患者のケアに多くの労力を割く一方で，学習者に対しては制限のない労働時間と全面的な献身を期待していた．それはまるで厳しい徒弟制度のようであったが，それのおかげで献身的かつ有能な臨床医を生み出すことができていた．

　徐々に，そしてここ数十年の間では特に急速に，医学界全体（特に病院）における劇的な変化が認められることになった．今日の指導医や学習者が担っている病院環境は変化してきており，より複雑化しており，求められる内容も多くなってきている．医学教育はかつてないほど困難なものとなってきているのだ．

本書は，指導医をこのような困難な環境に立ち向うための一助となるように
デザインされている．本章の冒頭のシナリオで紹介した指導医は，各地から
選ばれた模範的な指導医 12 人の中の 1 人であり，筆者らが一緒に病棟回診し，
観察した一人である．私たちは，指導医たちの現在のチームメンバー（医学生，
インターン，レジデント）だけでなく，12 人とかつてのチームメンバーでもあった
臨床医にも同様のインタビューを行った．私たちは多面的，探索的，定性的な
アプローチの手法を用いて，これらのすばらしい指導医たちが奮闘しながらも，
21 世紀の病院において求められるものが大きく変遷していく中，どのように
して効果的な学習環境を作り上げているのかを記述してみることにした．

本書の内容は，これまでの多くの研究で示されているような望ましい教育の
特性を並べたもの以上のものになっている点で，指導医にとっては特に有益な
ものになっていると確信している．また，具体的な戦略や方法，そして 12 人の
最高の医師たちが病棟において学習者や患者と意思疎通を図るための言語までも
詳細に提示している．

米国医科大学協会（the Association of American Medical colleges：AAMC）
に加盟している医学校は，現在年間 16,000 人の卒業生を輩出している．これ
らの学生の多くは 1,000 以上もの教育病院の中から 1 つを選び，そこで医学
教育を継続して受けることになる[1]．AAMC に加盟している施設は，全病院の
うちたった 6% でしかないが，レベル I 外傷センター*1 の 71%，小児集中
治療室の 61%，チャリティケア*2 を提供している病院の 35% が含まれている[2]．
非常に過酷な環境である．そこで，様々な国の医学校の卒業生らも入り混じって，
学習者は指導医へと引き継がれていくのである．ただ，多くの指導医は教育の
アートのもとで訓練を受けてきたわけではなく，圧力や妨害が嵐のように
入ってくるような状況の中をつき進まなくてはならないのだ．

医学知識や技術の進歩によって，現在では医師一人だけで患者のケアを行う
ことは不可能な状況となっている．今では指導医は，看護師，薬剤師，放射線
技師，その他の専門家が含まれる多職種チームの一員としての役割を担ってい
る．元アメリカ衛生研究所（National Institute of Health）の所長の Elias
Zerhouni 医師によると入院患者一人当たりに働いている医療従事者の数が 1960
年代の 2.5 人から 2006 年には 17 人にまで膨れ上がっていると見積もっている[3]．

【＊1 訳注：地域の Trauma System の中核的役割を果たす医療機関であり，日本で言う
3 次紹介医療施設としての役割がある．】

チームワークには，共感やコミュニケーション能力といった個人的な資質が必要であり，これらはひと世代前の指導医の間では特に強調されてはこなかった．さらに，かつての医師中心の病院診療モデルは患者中心のモデルへと移り変わってきている．今では病院において，主な目標の一つである質の高いヘルスケアを目指していくだけでなく，患者満足度の公表も掲げられている．指導医と学習者は患者やその家族に診断と治療に関する説明を行い，治療方針の決定に際しては患者の視点を取り入れるようにしている．

現代の指導医の時間的制約は，未だかつて経験されたことがないほどにまでとなっている．ここ数年間と同じように，指導医は担当の患者ケアを行わなければならず，加えて指導責任もあり，病棟にいない時にも他の仕事が山積みとなっている．しかし今や，一般人口が高齢化してくるにつれ，指導医はさらに多くの合併症を抱えた患者の治療を行っており，同時に病院はかつてなかったほどに早期退院を迫られる時代となっている．指導医とそのチームは，時間をかけて診療する必要のある患者に費やせる時間は限られている．かつては数週間ほど入院する患者がおり，学習者を患者の医学的な問題や治療の効果に関して学習する機会があったが，今では患者は数日のうちに退院してしまう．ベッドサイドの回診で過ごす時間は医学教育において必要不可欠であったが，今ではそこにかけられる時間は短縮しており，その一方で組織における問題の対応やカルテ記載，質改善のプロジェクトに費やされる時間が増えている．

いかに管理業務が学習時間を阻害してしまうのか，その実例を示そう．私たちが 12 人の指導医たちのうちの一人と回診に同行した時，インターンは患者の移送に伴う呼び出しに応えるために何度かその場を離れなければならない状況にあった．チームメンバーが管理業務に対応するため回診から引き離されてしまい，そのたび指導医は「It drives me nuts!（イライラするなぁ！）」と言っていた．

疲れ切った学習者を医療事故から守る取り組みの一環として，レジデントの 1 週間の業務時間は 2003 年に 80 時間までに減らされ，インターンの連続勤務の上限は 2011 年に 16 時間までと制限された[*3]．この動きは指導医と学習者の両方に時間的制約を増幅させた．今の学習者は，仕事量は変わらないにも関わらず，それにかけられる時間は少なくなっており，指導医はより複雑になって

【＊2 訳注：米国における，低所得者層のための，無料，もしくは低価格で提供する医療．】

【＊3 訳注：ただし，2017 年 6 月からは再度 24 時間の連続勤務が解禁されている．】

いる医学の知識体系を伝授するための指導時間が減ってきている．学習者の時間的制約によって，度重なるスケジュール調整を迫られている．結果として，指導医のチームのメンバーはその日その日で変わってしまうことになり，単一のグループによって患者のケアを提供するという本質的な経験が奪われてしまい，指導医による指導の連続性が分断されてしまっている．

近年におけるこれらの変化によって，指導医としての業務は劇的に複雑化してきており，特にかつての医師中心の制度で研修した指導医にとっては特に難しいものとなっている．教育者として，指導医は，学習者にとっての21世紀の病院医学の模範，つまりチーム医療や患者中心の医療を提供するロールモデルとならなければならない．

長年にわたって臨床教育が重要とされてきたことで，様々な教育プログラムの効果を評価した研究や，仕事を行うための最良の方法についての推奨することを目的とした研究が数多く生み出されてきた．その研究の多くから，アンケート調査に基づき，最近の学習者に好まれているような個人的特性や教育へのアプローチを見て取ることができる．しばしば，これらの調査は学習者個人の教育レベルを考慮していないことがある．例えば，医学生は自身に優しい指導医には高価値をつける傾向がある一方で，レジデントは最大限に自主性を尊重してくれる指導医を求める傾向にある[4, 5]．別の調査においては，指導医の仕事は他の医師により観察されており，分析されている．しかし，どちらの研究も一つの視点にのみに縛られており，学習の過程の中で出会う他の医療従事者や患者を利用する訓練だという認識が乏しい．

過去10年間において，指導医が置かれた新たな状況やそれに適応するための取り組みに関して検討した本やジャーナルの記事はほとんど見受けられない．本書はこの空白を満たすために作られている．その中に以下に述べる三つの軸となる重要な質問を投げかけた．

・素晴らしい指導医たちは，どのような環境を作り出しているのか？
・素晴らしい指導医たちは，これらの環境をどのようにして作り出しているのか？
・最高の患者ケアを提供するために，多様なレベルの学習者に対して行っている教育法とは？

私たちはその答えを見つけるために，どのような指導も知識の単純な受動的な

伝授ではなく，学生が積極的に参加する社会的過程であるという仮説を立てるところから始めた．指導医とそのチームメンバーはそのお互いの交流を通して，考えや価値観，そして意図のもとでコミュニティを築きあげ，最終的に彼らのいる世界を深く理解することができる[6]．このプロセスがどれほどの高いレベルにおいて機能しているのかを見つけ出すため，私たちはまず偉大な指導医を探し出すということから始めた．特に，自分の専門の診療科にかかわらず，一般内科病棟を回診しているような指導医を探した．もし私たちが彼らの教育法を実際に取り入れることができるのなら，他の指導医にも役に立つような指南書を届けることができるはずだと確信していた．

指導医の全国的なランキングなどは存在しないので，私たちはある2つの基本情報をもとに推薦を募ることにした．それは，米国を代表する医学校において医学部長や高い地位についていること，そして教育賞の受賞経験のある者や医学教育の専門家であること，である．医学校は，優秀かどうかはさておき，その教育資源や所属している医学生の背景要因で異なっていることから，医学校の選定にはこれらの事情を反映させた．

私たちは59人の指導医を選び，さらにそのリストを絞り，背景の多様性（例えば性別や民族性など）と指導経験を考慮して最終的なグループを選出した．それにより16人の候補者が残り，その内の12人が私たちの研究に参加することに同意してくれた．彼らの貢献度は大きい．

指導医たちは，自らのチームと病棟回診を行った際に，私たちが一緒に観察し，記録を取っていくのを我慢する必要があっただろう．さらに私たちのインタビューに答えるために，時間を割く必要もあった．さらに，指導医たちは，私たちが現在またはかつての学習者に追加のインタビューができるよう取り計らってくれた．私たちは，観察した内容や本書の中での参加者のコメントから個人特定がされないようにすることで一致した．ただし，参加してくれた指導医たちは公開しており，写真や略歴は巻末のAppendixに示している．

12人の指導医たちは，自らを「素晴らしい」と評価することに対して快く思っておらず，この分野に貢献できる可能性があるために，本調査の参加に同意してくれているだけだということは断っておくべきだろう．インタビューしていたときも，参加した指導医たちは皆，さらに調べるべき他の指導医も紹介してくれた．それにより，全国に何百人もの最高の指導医がおり，私たちが作成した指導医のリストから抜け落ちていたことに気付かされた．

社会的プロセスを正確に把握することは困難であり，それは指導医の仕事も例外ではない．この調査は徹底的に探索的，質的なアプローチを用いている[7]．臨床チームの行動や文化を理解するために，私たちは彼らと日常の行動を共にし，回診も一緒について回った．加えて，12人の指導医たちの教育法に関して多角的な視点でインタビューを行った．指導医たちとのインタビューを通して，彼らが使っている最も重要な教育法に関する視点を明らかにすることができた．また，現在の学習者とのインタビューを通して，指導医たちが行っている方法がどのように相手に受け取られているのかを明確にすることができた．そして，以前にこの12人の指導医たちによって教育を受けたことのある医師からのコメントによって，指導医たちが用いているアプローチが長期にわたって影響していることもわかった．また，病院内でのあらゆる交渉において，私たちにとって非常に好都合な点があった．それは私たち著者側がこの分野を熟知していたということである．私たちの調査チームのメンバーの一人は病棟で頻繁に働いている医師であり，医学部長としても従事していた．また別の者は医療人類学者であり，これらの分野で多くの研究の実績があった．

本書の中で，私たちは12人の指導医たちの持つ素質や手法をいくつかのカテゴリーに系統立て，それらの一般化した記述をひとまとめにするところから始めた．そして，どのように指導するのか，そしてどのように患者と協働していくのか，などといった指導医たちがチーム環境と支持的な学習環境を作り出すための方法を示していくことにした．各章の最後にはメインポイントを箇条書きで示しており，このトピックをさらに学びたい人に読んで欲しい文献についても紹介している．最終章では鍵となる知見をまとめている．

おことわり：私たちの調査では外来のケアを取り扱っていない．移り変わっていく病院環境において，病棟での医学教育に関する詳細な調査が特に必要とされており，私たちの技術や背景もその方向性で調査するほうがより適していたと確信している．また，入院と外来という環境は患者ケアの視点が極めて異なっている．このため，外来部門における教育についてはそれ独自の研究がなされることを期待したい．

私たちの調査では，指導医という職業の一面よりもむしろ，彼ら12人の指導医たちの持つ技量や個人の資質のほうが大きく影響していた．例えば，ユーモアの感覚は学習者と患者にとって非常に価値があった．しかし，指導医たちが磨いているユーモアの感覚は，ジョークのようなものとはかなり異なって

いた．後の項では，どのように指導医たちが彼らの特性や技術だけではなく，ユーモアの感覚を使っているのかを観察し記録している．これらの細部から，読者がこの本の特に配慮をして書かれている点に気がついてくれることを願っている．

幾つかのケースにおいては指導医たちと学習者とのインタビューの記載内容は長さを調整しており，内容を明確にするために編集しているところがある．また，本書の中で触れられている行動や技術のすべては，12人の指導医全員によって行われているわけではない．その代わり，多くの学習者と指導医が効果的で，今日の医療環境に求められていると強調していた，様々な教育法や患者ケアがわかるように選択している．

最後に，各章は同じ形式になるように調整されている．その章で議論される重要な考えを表す格言を冒頭に記載するようにした．各章は読者がこの章で学ぶべき3つのメインポイントで締めくくられている．そして，さらなる学習を進めたい人のために，注釈に加えて，読むべき参考文献も示している．

メインポイント

1. 時間的制約，複雑な問題を抱える患者，患者ケアにおける多領域の関与により，医学教育の変革が求められている．

2. 従来の調査研究とは異なり，本プロジェクトは学習が行われる背景に焦点が置かれており，調査研究という観点でチームが採択されている．

3. 医学の一般論や患者のケアの方法について指導するために活用している特定の戦略や手法，言い回しを詳細に記載するため，私たちは12人の指導医たちや彼らのチームと行動を共にした．

さらに学びたい人のために

▷ Wachter, R.M., & Verghese, A. (2012). The attending physician on the wards: Finding a new homeostasis. Journal of the American Medical Association, 308 (10), 977-978.

この文献において，医療界のリーダーである筆者らは指導医の役割と責任が時代の流れとともにどのように変化していったかを示してくれている．また，年長の指導医と若い指導医の教育のアプローチを比較しており，新しいアプ

ローチや要件に対応するためにはシステムの変化が必要であることを指摘している．例えば，医療機関は指導と患者ケアのバランスを保証するために必要な支援を行うべきであると筆者らは強調している．

▷ Asch, D. A., & Weinstein, D. F. (2014). Innovation in medical education.
New England Journal of Medicine, 371(9), 794-795.

米国医学研究所（Institute of Medicine: IOM）の報告〔Committee on the Governance and Financing of Graduate Medical Education（卒後医学教育のガバナンスと資金調達に関する委員会）編集：Graduate medical education that meets the nation's health needs（国民の健康ニーズに応えるための卒後医学教育のあり方）〕によると，医学教育の分野における研究が根本的に不足していると結論づけている．筆者らは研修を成功させる方法の発展およびその確立に焦点をあてた研究，医学教育の構造や背景に必要な変革をもたらす研究や，医学教育への資金調達に向けた新しいモデルを見出す研究を求めている．

▷ Stern, D.T., & Papadakis, M. (2006). The developing physician-Becoming a professional. New England Journal of Medicine, 355(17), 1794-1799.

この総説論文において，Stern と Papadakis は医学教育や研修環境は近年大きく変化しており，そして現在の環境において医学を実践していくのに必要なプロフェッショナルとしての在り方を再評価する時期が来ていると述べている．医学教育のコンセプトには単なる医学的な知識だけではなく，他にも３つの基礎的なカテゴリー（プロフェッショナリズムに期待されているものとその定義，人道主義的な態度を向上させるような経験の共有，プロフェッショナルとしての行為を測定できるアウトカム評価）が含まれている必要があるとしている．

2 なぜ指導医が学ぶのか？

Choose a job you love, and you will never have to work a day in your life.

– Confucius

（汝の愛するものを仕事に選べ，そうすれば生涯一日たりとも働かなくて済むであろう．―孔子）

　今回，私たちは9人の男性指導医と3人の女性指導医について観察し，インタビューを行っている．この中には研修開始時から内科学を専攻していた人もいれば，研修当時は他の診療科を専攻していた人もいた．その1人は精神科を専攻しており，もう1人は整形外科を専攻していた．この中の8人はチーフレジデント[*1]の経験があり，7人は現在も勤めている病院でレジデンシーを修了している．1人は州のアメリカンフットボールで殿堂入りを果たしており，1人は医学校の卒業生総代[*2]を務めていた．

　この12人は，各々の性格に合った診療スタイルと教育スタイルを持ち合わせている．明るく誰にでも挨拶をかわし，同僚といつでも冗談を交わしあっているような人もいれば，温かく穏やかな人間性ではあるが，まさに効果的な方法で指導している人もいる．病棟回診を中心として患者を診ながら実地教育に力を入れている人もいれば，対照的にテーブル回診に力を入れている人もいた．

　12人はそのような違いはあるものの，いくつかの基本的な資質は共通している．例えば，彼らの多くがホスピタリスト（病院総合医）として働いており，歴史の中でも急速に進歩している医療専門領域の担い手であることが挙げられるだろう．イギリスや他の国々の病院では，古くから入院診療を専門とする医師が存在していたが，1996年時点の米国ではそのような医師はほとんど存在

【*1訳注：チーフレジデントとは，研修中あるいは研修後の医師で，研修の管理・教育・メンタリングやカウンセリングなどといった院内業務を行うリーダーのことを指す．近年，日本でもこのような役職を設定する研修病院も増えてきている．】

【*2訳注：卒業生の代表として卒業証書を受け取る人のこと．首席の学生が務めることが多い．】

していなかった．この年に，カリフォルニア大学サンフランシスコ校の
Robert Wachter 医師，Lee Goldman 医師が New England Journal of Medicine
誌に新たな効率的な雇用形態として "hospitalist（ホスピタリスト）" という言
葉を作った．プライマリケア医は外来患者の診療を，ホスピタリストは入院患
者を主に診療する，という形態となっている[1]．ホスピタリストの存在によっ
て，必要なときに院内に入院患者のケアをしてくれる医師がそばにいることが
保証されることになり，また，（従来，外来診療・入院診療の両方を担ってきた）
プライマリケア医の負担を軽減することができ，外来診療に集中することがで
きる，と著者たちは述べている．

20年前にこの種はまかれ，瞬く間にホスピタリストの数は急増し，現在は
40,000人を超すようになった．現在では米国の病院の70％が，内科医として
ではなくホスピタリストを雇い入れている．ホスピタリストを配置する専門領
域も増えており，いくつか例を挙げると整形外科ホスピタリスト，神経内科ホ
スピタリスト，産婦人科ホスピタリストなどが出現してきている．

ホスピタリスト運動はアメリカの病院のあり方を大きく変革する要因とな
り，患者の入院期間の短縮や病院医療費を減らすのに一役を担っている．同時
に，ワシントン（政府）や国民から質の高い医療と患者中心の医療への圧力が
高まり，ホスピタリストの存在は病院産業の推進に大きな役割を果たすことと
なった[2]．

私たちが聞き取りした12人の医師たちは皆，自分の仕事に高い情熱を持っ
ており，知識と教育のスキルを高めることに常に貪欲であった．そのうえ，間
違いを認めることを厭わず，知らないことを知らないと言うことにためらいを
感じてはいなかった．

かつての学習者の一人が残した言葉は，これら全てをまとめてくれている．
「（彼の指導医は）いくら賞を獲得していようとも，いくら上級の地位を与えら
れようとも，患者を診療し後輩を教育とすることを愛し続ける医師でしたね．
単に業務と見なして目の前のことをおろそかにするような人では決してなく，
目の前のことを楽しみながら情熱をもって臨む人でした．」

12 人のうちの一人は，彼の天職を「最高の喜びですよ.」と言っていた．彼にはこういうエピソードがある．彼が，ある休みの日に職場に現れたところ，病院のスタッフが驚いた表情で尋ねた．「ここで何をしているんですか？今日はクリスマスですよ？」すると彼はこう答えたそうだ．「私はすでに神に祝福されているからね．だからここに来たんだ.」

困難なミッションを楽しみながら乗り越えていく姿ほど，心強く感じるものはない．あの Steve Jobs もこう言っている．「The only way to do great work is to love what you do.（素晴らしい仕事をするには，自分のやることを好きになるしかない.）」

12 人の指導医たちが教育を楽しもうとする姿勢は他人への関心からくるものかもしれないが，これによって特に彼らと同じ道を辿ろうとする若い人たちを育ててくれている．指導医たちは，チームのメンバーを単なる現在の学習者としてではなく個人として関われることや，しばしば病院の範疇を超えた会話ができることに大きな喜びを感じているようだった．

12 人の指導医たちはみな高い知性を持っており，知識の豊富な熟練の医師たちである．かつての学習者はこうも言っていた．「彼（指導医）は身体診察の手技を山のように知っています．聞いたこともない手技ですらもです．しかも，その手技のデータ，つまり様々な尤度比についても全て把握しているんですよ.」

12 人の指導者たちは，学習者と一緒にいるときはいつも知識を伝えていく方法を模索していた **（図2.1）**．チームへの指導をひと時も止めない指導医もいた．回診前も，患者と一緒にいる時でも，（廊下でのミニレクチャーも含め）病室から病室に移動する間でも，そして回診後も，ただひたすら教えていた．彼らは身体を治すための知識や命を救うための知識を持ち合わせており，できるだけ多くのものを伝えようとしていた．

自分の仕事を愛してやまない人ならば共通していることだろうが，12 人の指導者たちはどうすればよりよく仕事を行えるかを常に模索していた．最新の医学論文は常に把握しており，どんなところでも新しい情報を探しては見つけ出していた．あるかつての学習者は彼の指導医をこう表現していた．「とても好奇心が強い方なのです．常に学び続けていて，そばにいるだけで新しいこと

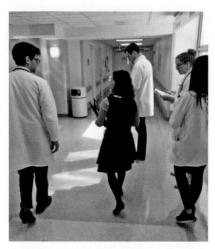

図 2.1 指導医はどのような時間も教育のために活用している.

の発見の連続なんですよ.」 また，ある指導医は「(好奇心から) "The Living daylights"*4 についての文献を調べてみたことがあるんだ.」とチームに語っているのを耳にした．その指導医が，以前にそれを実際に目にしたことがあると言っている患者をフォローアップしていたためである．そして，指導医は最終的には誰でも使えるような方法でそれを調べ上げようとした．「とりあえず，その研究の著者に直接メールをして質問してみたんだ.」その結論としては「ただ，彼も今まで目にしたことはない，って言ってたんだけどね.」

ある指導医が，ある学習者の一人にこれから何か話してみたいことはないか，と尋ねたことがあった.「私はリウマチ科に進む予定だったので，血管炎について少しだけ話してみることにしたんです．すると，その指導医は座ってメモをとっていたんですよ.」と，その学習者は教えてくれた．その指導者は学習者の立場に回ることを少しも厭わなかったのだ．もし次に血管炎について知りたい学生が出たときには，この指導医はもうすでにその答えを持ち合わせていることだろう．

12人の指導医たちは，彼ら自身の鍛錬を見極めるためにも，学生と同じように彼ら自身の進歩状況もモニターするようにしていた．指導医たちの一人は回診が終わった後に，「いつも，違うやり方があったんじゃないかと考えるようにしているんだよ.」と言っていた．このとき，彼は学習者に調べものをす

【*4 訳注：18世紀のヨーロッパで使われていた俗語．日本では適する訳語はない．感覚系を統合するもので，日本では「魂」とか「第6感」という意味になるだろうか？】

るように託していたものの，十分に具体的な指示を出すことができなかった自分自身に失望していた．自己評価を行うことは成長のための確かな技術と言える．2015年の研究では，目標への進歩状況を頻回に測定すればするほど，目標を達成する可能性が高くなっていくことがわかっている[3]．

ほかにもこの12人の医師たちに共通する資質があることが，次章以降でも明らかになってくるだろう．だが，本章で明るさやユーモアに関する重要性は触れておかなければならないだろう．ユーモアは，ふとしたところに表現されている．ある一人の指導医がインターンに，患者が抱える問題の病態生理をもっと具体的に説明することはできないか，と尋ねた．そのインターンは答えられなかったので，指導医は他のチームメンバーに質問を回して，「誰が一番，具体的な気分なんだい？」と聞いたそうだ．自虐もよく用いられるユーモアの手法の一つだ．ある指導医はチームの人たちに「私が何も知らない人だと思って話してくれる？」と言った．すると皆が黙ってしまったので，この指導医は次のように続けた．「いつもそんな風に（指導医が何も知らないと思って）話しかけてますよ，と言われなくて安心したわ．ありがとう．」

時折，指導医たちは彼らの内なる "Jerry Seinfeld"[*5]が乗り移ってしまうこともある．私たちはインターンの中に混じって，新しい患者のプレゼンを聞いていた．患者はミネラルオイルの浣腸を投与されていた．

指導医：自宅で（浣腸を使っているの）かい？　もしそれが彼の大事な人によって行われているのだったら，それは非常にディープな関係性だね．
インターン：患者はモルヒネ中毒を疑われています．昔，モルヒネ中毒の既往があります．
指導医：じゃあ，ミネラルオイル中毒にも気を付けなければね．

次章以降では，チーム環境，12人の指導医たちが好んで使っているアプローチや，それぞれの学生のための環境を作り，それを維持していく様々な方法について述べていくことにしよう．

メインポイント

1. この研究で述べている指導医たちは全てホスピタリストであり，入院患者の診療を専門にした医師たちである．

【＊5訳注：アメリカで有名なコメディアン．】

2. 各々の指導医はそれぞれ異なる診療スタイルと教育スタイルを持っているが，私たちは彼らに共通する資質を見つけることができた．

3. 全員の指導医たちに共通していた，もっとも大事な指導医としての資質は，学び続けることをやめないという固い決意であった．

さらに学びたい人のために

▷ Wachter, R. M., & Goldman, L. (1996). The emerging role of "hos¬pitalists" in the American health care system. New England Journal of Medicine, 335(7), 514‒517.

この提言書では，米国の医療システムにおけるホスピタリストという専門家の役割とその将来性について議論されている．著者らはホスピタリストが繁栄していくと信じる様々な理由を述べている．その中には医療費に関する圧力，患者への幅広いケアを提供する医師の必要性，患者の状態の変化にいち早く対応するため利用可能な医療資源を活用できるホスピタリストの能力が含まれている．Wachter 医師と Goldman 医師はホスピタリストモデルが直面するいくつかの批判についても概説している．

▷ Rachoin, J. S., Skaf, J., Cerceo, E., Fitzpatrick, E., Milcarek, B., Kupersmith, E., & Scheurer, D. B. (2012). The impact of hospi¬talists on length of stay and costs: Systematic review and meta- analysis. American Journal of Managed Care, 18(1), e23‒e30.

この系統的レビューとメタ・アナリシスで Rachoin らは，ホスピタリストが入院期間とコストに及ぼす影響の大きさを推定した 17 編の研究を統合している．彼らはホスピタリストによってコストを増加させずに患者の入院期間を短縮させることができている，と結論している．彼らはこの結果が病院総合診療部門の診療実績の見込みを決め，測定することに役立つと断言している．

▷ Bennett, H. J. (2003). Humor in medicine. Southern Medical Journal, 96(12), 1257‒1261.

ユーモアが健康に有益な効果をもたらすかもしれないと言われていたものの，近年の研究結果を考慮すると，その考えが有効というには不十分であることがわかった．明らかな健康上の有用性は不十分であったのだが，患者と医師とのコミュニケーション，患者ケアの心理的側面，医学教育の分野，医療専門家のストレス軽減の手段として，ユーモアと笑いが果たす役割については文献で支持されていた．

3 チームの構築

You may have the greatest bunch of individual stars in the world, but if they don't play together, the club won't be worth a dime.

– Babe Ruth

（世界中のスター選手をたくさん集めたとしても，彼らが一つになってプレーしなければ，チームとしての価値はないのだ．
―ベーブ・ルース)

医学生が初めて患者の前でプレゼンテーションを行うときは非常に緊張している．最高の指導医 12 人のうちの 1 人はこのことを十分に認識していた．「しかし，緊張していることは患者にとって良いことなんだと思います.」と彼は言った．「その時間は，私たちが持っている知識すべてを注いでいることが患者にも伝わりますからね.」また，彼はさらに続けて，チームプレゼンテーションによってもたらされる効果を化合物中の電子の共有結合に例えて説明した．「(プレゼンテーションの効果は)やっぱり共有性ということなんですよ．ほとんどの人は，隣りで働いているだけで，お互いに連携できているわけではないですからね.」

12 人の指導医たちは皆，競争力があるチームよりも，患者だけでなくお互いのことまで気遣えるような協調性のあるチームを作り上げて，それを維持していくという責務を担っている，と語ってくれた．そのようなチームは病棟でもよい仕事をこなし，優秀な医師になるために自ら学んでいけるようにもなる．困っている人を助けながらも学習も行っていく，という二重の義務を負うことは良い面も悪い面もあるが，それは指導医の役割としても当てはまることである．

悲しいかな，Ken Bain [1] が著書『What the Best College Teachers Do』の中で指摘しているように，「教えることは，過去からの恩恵をほとんど得ることのできない人間が行っている努力の 1 つである．素晴らしい教師が現れ，学習者の生活に関わり，続く世代はその偉大な教師たちが実践してきた新たな知恵を再発見していかなければならない.」（3 頁）と言える．しかし，「良い指導法を学習できる」ことは確かなのだと，Bain は前向きな結論をしている(21 項).

アメリカ合衆国が建国された時代まで遡ると，医師は修練士としてスタートし，やがてそれぞれの師から抜歯や外科的処置を行うための職人として技術を学んでいった．18世紀の終わりに，ペンシルベニア大学医学部は修練期間を終えた後に，1年間の病院での臨床実習を開始し，それが米国初のインターンシップとなった．医師志望者の中には，当時医学教育では米国のはるか先を行っていたヨーロッパに渡り，更に勉強することができた者もいた．

このインターンシップ制度は，大学主導の質の高い医学部を各地に拡げるために設定されたもので，慈善病棟での臨床実習を行える病院へ行くことが条件であった．しかし，19世紀になり，修練士が減少するにつれ，数多くの営利目的のエセ医学部が誕生したのだが，その多くでは教室で最低限の授業を行うだけで，臨床経験を積めるような機会はほとんど設けられていなかった．当時の卒業生らは，言ってみれば，初期の不運な患者たちの犠牲の恩恵に預かりながら，経験を積んでいったのだった．やがて，ジョンズホプキンス病院が1889年に開院し，専門的な訓練を行うための国内初のレジデンシープログラムが開始されるのだが，それを受けられるのは成績優秀な学生のみに限定された．医学部だけで実践的な訓練が十分に行えるとはみなされていなかったのである．

20世紀の初頭に国が成長してくると，急増しつつあった病院はますます研修医に頼るようになっていた．彼らの扱いは粗末なもので，住み込み部屋と食事を与えられただけであった．これが「レジデント（住み込むもの）」と呼ばれるようになった所以となっている．昼夜を問わず，研修医たちは病院の数多くの雑事をこなしながら学習した．とりわけ教育病院では，インターンやレジデントのために，指導医の厳しい指示のもとで患者の診療や治療を行うための時間が確保されていた．

1914年に，米国医師会はインターンの教育施設認定を受けた603病院のリストを発行し，その後数十年にわたり卒後医学教育が隆盛を極めた．「多くの指導者は，研修医への教育，アドバイス，メンタリングに強い関心を寄せていた．研修医たちはそのような支援を受けた指導医には親近感を抱かざるを得なかった．」とKenneth M. Ludmererは著書『Time to Heal』の中で述べている[2]．実際のところ，集中治療室などの近代的なシステムは整備されていなかったものの，研修医たちが患者を把握して治療を行うには比較的恵まれた環境だったといえる．

第二次世界大戦後，病院は長期にわたり指数関数的に拡大していき，政府や保険会社の支援により患者の自己負担金が無くなったことによりさらに拍車が

かかっていった．しかし，1980 年代になるとメディケアとその他の保険会社がそれに待ったをかけることとなる．病院は診断内容に応じて患者一人あたりの一定の診療報酬を受け取る方式になり，患者の入院期間が長くなればなるほど費用がかさんでいくようになった．病院は患者の入院期間を短縮するようになっていったため，研修医のトレーニングに支障を来すほどになった．担当患者を診て学習する時間が少なくなっていき，2003 年に 1 日の労働時間が制限されると，さらに患者を診療する時間は失われていった．

また，教育病院が法人化されるにつれ，市場シェアとコスト効率をより重視するようになっていった．指導者が教育を犠牲にして報酬型研究助成金を申請するようになったため，指導者と学習者の間にある緊密で協力的なつながりは損なわれていった．批評家らは，研修医がカンファレンスルームや技術教材を好むようになり，病棟やベッドサイドにいる時間が少なくなっている，と批判した．ボストン大学のある教授は次のように述べている．「ベッドサイド教育の機会は，患者の早期退院，過剰労働，そしてテクノロジーへの過度の依存によって，減少の一途をたどっている．」[3]．

私たちが取材した 12 人の最高の指導医たちは，病院のこういった今日的課題にどのように対処すればよいかを心得ている．有能かつ協力的なチームを構築し維持していく能力がそのノウハウの本質的な部分を担っている．

医療チームを構築する際の重要なポイントは，チームのために尽くし，懸命に指導や相談に当たるという，確固たる決意と言えよう．優れた指導医たちは，かつて見られたような医師中心のチームとは反対の姿勢を取ってきた．彼らは自らを上司ではなくコーチであると認識しており，チームが患者と一丸となって取り組んでくれることを期待している．ある指導医の次の文章を読めば，その意味が理解できるだろう．

> 私はチームのメンバーと一緒に着席すると，「誰がこのチームの責任者ですか？」と尋ねることにしています．彼らは皆「あなたです」と答えます．ですが，私はこう言うのです．「いいえ，私ではなく "シニアレジデント" なんですよ．彼女こそがチームの責任者です．彼女が頭蓋内出血のある患者にヘパリンを投与するようなことがない限り，皆さんは彼女の指示に従わなければならないのです．もし万が一，彼女がそういうことをしようものなら，彼女を椅子に縛り付けてから私を呼んでください．」

自分の優位性を示すために，難解ですぐには答えられないような質問をわざと投げかける悪意のある指導医もいたりするが，この12人の指導医たちの教育アプローチはそれとはまるで正反対のものとなっている．彼らはグループ内の調和を推奨し，不調和を招かないようにしている．実際，12人の指導医たちがチームに質問を投げかけるときには，チーム全員が答えられるような共通事項に対して質問が投げかけられる．「指導医が質問してくる内容は明らかに医学生でも答えられるものでしたが，そうすることによって，学生も含めて一緒にやっていくぞ，という雰囲気を作り出してくれていました．」とある医師は研修医時代を振り返った．指導医の工夫次第で，医療チームの全員に，学ぶ機会，責任を持たせる機会，教える機会を均等に与えることができるのである．

現在の学習者の一人が，彼の指導医のアプローチを次のように述べている．

若い医師にも責任のある仕事が与えられています．医学生も患者の部屋に入って問診を行い，病歴聴取と身体診察を行っています．指導医は午後にやって来て，ざっとリストに目を通していきますが，それを担当していたのは医学生でしたね．上級医にありがちな5分で終わらせる仕事ではないんです．チーム全員で患者を診ているんです，つまり…全員が担当医なのです．

担当医となり，指導医，患者，および他のチームのメンバーの前で病棟回診を行うことで基本的な学習経験を積むことができるが，その学びは担当した研修医や学生だけに留まらない．チームのメンバーは，他のメンバーが担当する患者から良い点も悪い点もディスカッションを通して学びとることができるのである．指導医や患者にとっても有益なことである．ある指導医はチームのメンバーにこのように言っていた．「みんなは私が気づけなかった患者の問題点も，拾い上げようとしているんだね．」

これら12人の指導医たちは，チームにはできるだけ多くのメンバーに病棟回診に参加してほしいと願っている．指導医たちがチームの業務の進行状況を評価することができることがその理由の一つである．また，チームで一緒に回診することで，結束力を生み出すこともできる．メンバーはお互いをよく知り，愚痴や冗談を言い合い，お互いの強みと弱みを認識し，それを認め合うようになっていく **（図3.1）**．お互いの学習を助け合い，問題がある場合はお互いに支え合って，共に楽しい時間を過ごす．伝説のミシガンのアメリカンフットボール

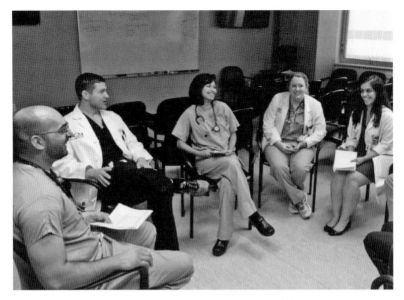

図 3.1 チームのメンバーたちは回診前にお互いの理解を深めている.

チームの監督だった Bo Shembechler ならば,「チーム, チーム, チーム (チームこそが大事)」と強調するだろう[4]. まとまりのあるチームは患者のこともよく診ている, と指導医たちは感じている.

指導医 12 人のうちの一人はその成果についてこう語った.「チーム全員で一緒に患者を診て, 方針を共有していれば効率もかなり向上しますし,『この患者はあとで診よう』とか『指示を後回しにして指導医の意見を待とう』というようなことも無くなります. 方針が決まれば (午前) 10 時 30 分までには仕事が終えられるんですよ.」

組織構築モデルとしてのチーム構造は, 近年, 産業界で広く受け入れられている. これまでの研究で, チームで難易度の高い作業を行うほうが, 個人で作業するよりもミスが少なくなることが示されている. それは現代の教育理論にも当てはまり, その中で学習は 2 つの基本的な形態があることが知られてきている. 一つ目は, 知識の獲得であり, 個人が学習した情報を再現できるようにすることである. 二つ目は, 機能的なコミュニティ, つまりチームに参加することで知識を身に付けていくことであり, 個人のアイデンティティは学習のプロセスの中で変化していく. 医師間の協力が非常に重要となる病院にとっては, チーム学習がもたらしてくれる利点は計り知れない (例:救命処置中).

また先述したように，医師単独での活動と比較すると，医療チームでの活動は患者の診療についてより多くの集合知を引き出すこともできる．しかし，適切な方針の下でなされる医療のチーム教育による最大の成果というのは，良質な医療を実践するのに必要な知識と技術を吸収し，信念を持った人道的な臨床医が創り出されてゆくことなのである[5]．

　指導医たちはそれぞれのやり方で，初日からチームづくりは始まっていく．ある指導医はチームのメンバーに，(1) 特に学習したいと思っていること，(2) 病院の中で知っておきたいこと，(3) 個人的なことで達成したいと思うこと，という3つの目標を書き留めさせている．例えば，以前の学習者は「このローテーション中に夕食を5回作る．」という目標を立てていた．各自の目標を共有することで，お互いを知っていくプロセスを始めることができていた．指導医の最大の関心事である，メンバー各々の臨床上の興味についても気づくこともできた．そして何より，目標を書き留めさせたことで指導医にチームのメンバーとの共通の話題を提供してくれた．「ようビル，今日までに夕食は何回ほど作れたんだい？」というように．

　別の指導医は，チームとの最初のセッションでは，効率化のためにもベッドサイドでのプレゼンテーションは短いほうがよいなどの優先事項をいくつか説明するようにしていた．そして彼女はシニアレジデントたちに彼らがどのように回診していきたいのか，またやってほしいことや避けたいと思っていることは何か，と尋ねるようにしていた．そうすることで，チームで話し合いの場を持つことができ，当面の間のコンセンサスも得ることができた．あるシニアレジデントは「私たちは10日間ほどかけて，計画をさらに効果的なものに修正することができました．」と語ってくれた．

　最初のチームミーティングの前夜にメンバーの名前を覚えておくのがコツだ，と指摘する指導医たちもいる．彼らは，初回ではメンバーの名前を正しく発音できているかを確認することにしている．現インターンの一人は，なかなか名前を憶えてくれない指導医もいるのに，指導医は彼の名前を正しく覚えてくれていたと，驚きながら教えてくれた．最初のミーティングが始まると，指導医たちはチームの活動に言及する際には，1人称複数をよく用いる．例えば，「なぜ"私たち"は治療を行うのか？」という感じである．仕事を行う必要があるのは「あなた」ではなく，「私たち」なのである．そのような些細だけれども巧みな戦略は，リラックスした平等な雰囲気を作り出すのには非常に効果的である．

12 人の指導医たちがチームを和やかにさせる方法は，それぞれの個性と好みによって異なる．指導医のうちの一人は音楽をかけながらテーブル回診を開始する．私たちが取材で訪れた日は，チームのインターンの一人が最初の子供が生まれる直前だったため，Tom Petty の "The Waiting" という曲を選んでいた．また，The Eagles というバンドについての冗談を交えて会話をすることで，明らかに指導医とチームのメンバーはお互いに和やかな雰囲気となっていった．指導医はメンバーの病院での生活だけではなく，彼らのプライベートな生活なことも把握していた．

研修医のコーチとして，指導医は自分の仕事をこなしチームをまとめる能力を維持しながらも，研修医たちを導き，修正していかなければならない．次のいくつかの章でこれらの特徴について説明していく．チームを一つにまとめるための接着剤となっている最も大きな要因は，他のチームメンバーや指導医に対する信頼感である．そのような相互の信頼関係を育成するのが，12 人の指導医たちの主な目標の一つである．例えば，現在の学習者の一人は，彼の指導医は最初からそういう仕込みをしていた，と私たちに語ってくれた．「彼（指導医）はチームに信頼を寄せてくれていることがよくわかるでしょう．チームのメンバーは現在自らがやっていることを理解している，患者を大切にしている，という信頼です．その信頼は失いたくなくないと思いますよ．」

私たちが取材した指導医たちは，チームの担当患者が学習者らの診療によって何らかの被害が生じていないかを確認している一方で，チームのメンバーには診断や治療に際して最大限の自由を与えることで，日々お互いの信頼関係を育んでいる．また，彼らはチームのメンバーが間違いを犯してしまっても助けを求めることができる安全な環境を作り上げることでも信頼関係を築いている．次章では，指導医たちがそれに対してどのように取り組んでいるのかを述べていくが，その前に 12 人の指導医たちがどのように看護師，薬剤師，放射線技師，および他の病院職員と連携して働いているかについて見ていくことにする．

レジデントと薬剤師が，病室の外のホールで話していたとき，指導医はまだ患者の部屋の中にいた．回診した際，レジデントが指導医の質問への答えに詰まってしまった患者情報を，薬剤師が代わりに答えてくれたのだった．

レジデント：さっきは助けてくれてありがとう．
薬剤師：大したことはないですよ．いつでもお手伝いしますよ．

指導医：あ，聞いてしまったぞ！

（一同大笑い）

　多くの教育現場では，こういった場面はよくある光景ではないだろう．
"米国臨床教育の状況に関する検討会の要約" によれば，「ほとんどの教育環境
において，臨床医は看護師や他の専門職とチームとしてではなく，あくまで
同業者として診療を行っている」とある[6]．12 人の指導医たちの姿勢はそれとは
異なっており，現在の学習者の一人が言うように，他の病院職員を "自分医師の
仕事の代行者としてではなく"，自らのチームの職権上のメンバーとして扱って
いる．患者担当の看護師が近くにいて仕事に余裕があるときは，一緒に回診に
加わってもらえるようお願いするようにしていた．薬剤師が回診に加わった
ときは積極的にアドバイスを求めるなどして，チームの一員として迎え入れる
ようにしていた．さらに例えば，指導医はチームのメンバーに放射線科へ
行って，撮ったばかりの画像診断検査の所見を教えてもらいに行くよう促す
こともよくあった．

　こういった場面では，指導医は相手に対して常に思いやりと敬意を払って
いた．彼らの一人は，「チームのみんなには，薬剤師や看護師が話してくれる
言葉が，私の話している言葉よりも価値が劣る，とは勘違いしてほしくない
ですね．」と私たちに語ってくれた．指導医たちは各職員に対してチームに
持ちうる情報を提供してくれることを期待しながらも，ロールモデルとしての
姿勢も見せるようにしていた．つまり，医師というものはすべての医療従事者を
同僚として扱うべきである，ということを彼らは示してくれていた．なぜなら
そうすることが礼儀であって，医師が自分の仕事をより効率的に行うのにも
役立つからである．コミュニケーションが失敗してしまうのは，多くの場合はお
互いの関係性がきちんと成立していないことが原因であり，それが本来回避で
きるはずの院内のエラーの主な原因となっている[7]．また，指導医の個人的な見
解から，同僚に対してお高くとまったり，あるいは侮辱したりしていると，コ
ミュニケーションは間違いなく失敗する．

　「私の看護師に対する基本的な姿勢として，看護師の意見を尊重してあげる
ようにしていています．看護師が出してくれた意見がたとえあまり意味のない
ものだったとしても，だからといってその評価は変わりません．一緒に働く
仲間だから，これは大切なことだと思っています．」と，ある指導医は語って
くれた．

チームが回診するときには，回る予定の患者の担当看護師を探すように依頼している指導医もいる．指導医の一人は，チームへ申し送る必要のある懸念事項がないかを担当看護師に尋ねてから，患者に対するチームのプランについて簡潔に説明するようにしていた．

指導医：何か私たちに聞いておきたいことはありますか？
看護師：患者さんが朝食をとりたいと言ったので，超音波検査室に電話して食事摂取は可能との返事をもらったんですが，それでよかったかどうかを確認したかったのですが．
指導医：もちろん，彼らがそう言ったなら OK です．
指導医：（患者に向かって）看護師さんが確認してくれてよかったです．いま朝食を用意しますね．

そのような機会を通して，その指導医は看護師に対して，一人のプロフェッショナルとしての医療従事者として，また一人の人間として，敬意を表していたのであった．患者に対する看護師の行動を賞賛することで，患者と看護師との関係，そして何よりも指導医と看護師との関係が強化されていった．病院職員との良好な関係を築き上げると，チームがこれらの医療従事者に意見を求めたいときには暖かく受けとめてもらえることを，指導医たちはよく知っているのだ．

チームが放射線科へ訪問するのに同行したときがまさにそうだった．放射線科の研修医が患者の画像を提示し，指導医がその画像所見について質問していた．それを聞きながら，チームのメンバーは一緒に勉強をしていた．その後，患者の画像検査の所見について放射線科の指導医がディスカッションを始め，疾患の診断に至る画像所見の重要なポイントをチームのメンバーに喜んで教えてくれたのであった．

かつての学習者は「診療科の垣根を越えたピットイン」と表現していたが，これを最大限に活用するために，指導医の一人は自分のチームに他の専門医はコンサルテーションをする際にどのような情報を欲しがっているのかを教えるようにしていた．かつての学習者がいくつかの例を提示してくれた．

[急性腎障害] について腎臓内科医にコンサルテーションしたい場合，彼らは何を求めてくるだろうか？ 超音波検査だろうか？それとも尿検査だろう

か？　また，もし神経内科医にコンサルテーションしたい場合，彼らが頭部
MRI を必要としているとわかっているのであれば，相談する前にその MRI 検
査をやっておいたほうがいい．そうするとコンサルトを受ける側はとても助か
り，さらに次の検査を進めることができる．

　次章では，12 人の指導医たちがどのようにして支援的な環境を作り出して
いるのかを見ていこう．そのような雰囲気ができると，チームのメンバーは，
批判的なフィードバックでさえも医師になるためには避けては通れないもの
なのだと，平穏な気持ちで受け入れてくれるようになるだろう．

メインポイント

1. 指導医たちは，チームの関係性を構築し，維持していくためにいくつかの
   戦略を用いていた．例えば，学習者を先導するためのコーチとしての役
   割を担ったり，患者のケアを行っていく中でチームのメンバーを信頼したり，
   彼らを個人的なことまでよく知ろうとすることなどが含まれていた．

2. 指導医たちが考えるチームとは，学習者という枠を超え，関連する医療
   従事者たちも含まれていた．

3. 指導医たちは，患者のケアはチーム全体の責任とみなしており，初療を
   担当した者だけの責任とは見なしてない．

さらに学びたい人のために

▷ Cooke, M., Irby, D. M., Sullivan, W., & Ludmerer, K. M. (2006). American
medical education 100 years after the Flexner Report. New England
Journal of Medicine, 355(13), 1339–1344.
　この論文では，著者らは過去 100 年間の医学教育の変遷を要約しており，今日
的な課題について述べている．ケアの提供体制は複雑化しており，同時に医学
知識の量はどんどん拡大している．著者らは，専門的な価値や医学的知識，技能を
確実に達成するために，さまざまな知識評価を活用するように求めている．

▷ Ludmerer, K. M. (1999). Instilling professionalism in medi¬cal education.　　Journal
of the　American Medical Association, 282(9), 881– 882.
　この論説では，国際的に有名な医史学者である Ludmerer 医師が医療分野に
おけるプロフェッショナリズムを決定する特徴や要因について概説している．

著者は自分たちの利益よりも患者の利益を優先する能力（初期のプロフェッショナリズム）を妨げうる，多くの圧力について説明している．Lundmerer 氏は，医師のプロフェッショナリズムを向上させるため，医療機関の文化を財務収益指向型からサービス指向型のものへと転換しながら，公的なカリキュラムに沿った学習と教員の指導に焦点を当てるという幅広いアプローチを提案している．

▷ O' Leary, K. J., Buck, R., Fligiel, H. M., Haviley, C., Slade, M. E., Landler, M. P., ... Williams, M. V. (2011). Structured inter- disciplinary rounds in a medical teaching unit: Improving patient safety. Archives of Internal Medicine, 171(7), 678–684.

この論文では，学術の壁を越えた連携を改善し，有害事象の発生率を低下させるための介入研究について述べられている．三次医療機関における2つの医学教育ユニットの中の1つで行われた介入であり，定期的な学際的な会議の討論とコミュニケーションのための構造化されたフォーマットを組み合わせている．著者らの研究で，構造化された学際的な回診を行うことによって，調整した有害事象の発生割合を有意に減少させることが示された．

4 安心感のある支援環境

The greatest sign of success for a teacher is to be able to say, "The children are now working as if I did not exist.

– Maria Montessori

（教師にとって，最も偉大な成功の証は「子供たちが，まるで私がいないかのように勉強している．」と言えることである．
―マリア・モンテッソーリ）

　前章で，チーム学習を「機能的なコミュニティに参加することで知識を身に付けていくこと」と表現した．しかしコミュニティが実際に機能的に働くためには，真の連携がなくてはならない．

　12人の最高の指導医たちは，学習者が指導医の質問に答えられないときや指導医と診断について議論するときには，チームが目指すべき目標を達成していくために，いつも安心を感じられるような雰囲気作りを心がけている．学習者にとっては，自分自身や自分の考えは十分に尊重されており，犯した失敗は自分にとっても他のチームのメンバーにとっても学習の良い機会であると捉えられていることにも気がついていく．さらに，指導医たちはチームメンバーと個々の関係性も構築しているため，学習者が問題点や不確実性に遭遇した場合，それが仕事上のものであろうと個人的なものであろうとサポートを行うようにしている．

　このような臨床教育は，前世代の学習者が経験した教育や，現在の学習者の多くが経験している教育とは，大きく異なっていることだろう．しばしば，指導医は病棟回診において相手の話を聴くことよりも，レクチャーを行うことのほうが多くなっている．また，学習者に尋ねてみると，何人かは指導医から他人の前で批判され恥をかかされた経験があると話していた．「初めて回診で指導医に打ちのめされた日には，しばらくその指導医には話しかけられなくなるでしょう．恐らくそんな勇気もなくなってしまうと思います．」と現在の学習者が話しており，その影響が続いているのが伺える．

この12人の指導医たちは，このような結果になってしまうことは避けたいと考えている．当惑，不安，恐怖は合理的思考と学習プロセスの敵である．最も有効な臨床教育とは，指揮と統制によるものではなく連携によるものであり，暗記や講義によるものではなく体験学習によるものなのである．この視点は多くの研究によって支持されている[1]．しかしながら，これらのモデルがうまく機能するためには，指導医は学習者の信頼を勝ち得ていかなければならず，部分的にでも彼らを信頼して仕事を任せていかなくてはならない．また指導医は，メンバー個々のニーズや目標をすばやく感じ取り，それに合わせるよう努力していかなければならない．言い換えると，膨大な医学知識や臨床上の洞察力とは別に，指導医には十分な対人スキルが必須と言える．良い臨床教育者の資質に関する文献レビューによると，成功は「医学知識や学習目標を立てるといったような認知的スキルの獲得よりも，固有の，関係性に基づく，非認知的な資質にかかっている．」という[2]．

このような資質は，多くの人は生まれつき備わっているものかも知れないが，対人スキルとして知られているように，他のスキルと同様に学習可能なものでもある．本章では，12人の最高の指導医たちが，チームメンバーに安心感を抱かせ，支援されていると感じさせるためのアプローチについて考えていく．

指導医たちのチームメンバーと他の病院職員に対する振る舞い方のおかげで，歓迎されやすく，受け入れられやすい環境が作り上げられていた．どの学習者も驚くほど異口同音に，指導医たちはチームのメンバーを惜しみなく褒めている，と語ってくれた．医学生とインターンに対しては，一般的に感情面の強化が最も必要とされるため，特に褒めてあげようとする．それはチーム内のポジティブな雰囲気づくりにも役立っている．時に指導医は，シンプルに拳をつき合わせたり，ハイタッチをしたりして承認を表現しており，時には「いい仕事だ．」「いいぞ．」「まさに私がやろうとしたことだ．」などシンプルな言葉で表現していた．

次のような指導医とレジデントのやりとりを目にした．

指導医：君ならできると思った．君にはそこまで辿りついてほしかったんだ．
レジデント：もちろんです．（ハイタッチをする）
指導医：とても君を誇らしく思うよ．心が温まるね．

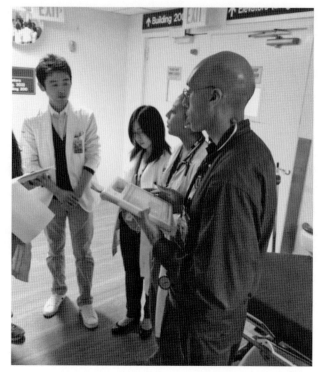

図 4.1 シニアレジデントは指導医が聞いている横で，回診をリードしている．

　指導医たちは，話し方とボディーランゲージによって支援環境を強化していた．指導医たちの多くは，穏やかに落ち着いて話すようにしていた．彼らは回診の輪の中に入って，プレゼンターを見つめ，注意深く敬意をもってそれを聴くようにしていた**(図 4.1)**．プレゼンテーションが遮られることは極めてまれで，あらゆるコメントはプレゼンテーションが終了するまで待っていた．重大かつ批判的なコメントが必要な場合には，概してプレゼンターだけにこっそりとコメントができるようになるまで待ってあげるようにしていた．指導医たちがプレゼンテーションを遮るときは，説明を求めるためであって，それは実に申し訳なさそうに行われた．ある指導医の一人は，彼が参加する回診について，次のように述べていた．「メンバーが理解して私の方に視線を集めなくなるまでに，月初めだったら3，4日はかかってしまうね．」

　回診以外での学習者との関わり合いでは，指導医たちは，公平で，接しやすく，関係を築きやすく，話しやすい人柄を見せるようにしていた．笑みを絶やさず，アイコンタクトを続けていた．焦燥感を見せることはなく，他の重大な仕事に

向かわなくてはならないような素振りも見せることはなかった．彼らは，学習者に寄り添ってあげていたのである．ある学習者は「彼（指導医）はそこにいるべきときは，必ずそこにいるようにしていました．そして，他の考え事はしないで集中してくれていましたね．」と言った．彼らは学習者をあくまでも同僚として接していたのだ．

　また指導医たちは，学習者との間に信頼関係も構築しており，病院外での興味についての会話もしていた．ある指導医の一人が自らのアプローチについて教えてくれた．「『君はどこから来たんだい？君はどこの高校に行っていたの？高校卒業後は何をしていたんだい？』と聞いてみるんですよ．そこで聞ける話は決まって面白いんです．みんな今まで素晴らしいことをやってきているんですよ．」

　同時に，昼夜問わず，問題が起こった時にはチームメンバーを助ける用意があり，指導医たちもそれを強く望んでいることを明言していた．どの指導医も学習者に求められるような基本的で重要な要件についてはもちろんのこと，もし重大な臨床上の懸念や扱い切れない問題があるなら私に連絡を取りなさい，と伝えていた．指導医が自分たちのためにそこにいてくれているだと理解すると，学習者の大きな恐怖は部分的にでも和らげることができ，患者の状態の悪化や命に係わるような失敗も減らしてくれている．

　また 12 人の指導医たちは，各チームに対し 24 時間・週 7 日いつでも連絡が取れる手段を確実に知らせておくようにしていた．かつての学習者はこのように言う．「たぶん午後 8 時に電話をしても彼 (指導医) は怒らないでしょう．『問題があればいつでも私を呼んでくれ．すぐに駆けつけて，一緒に協力するよ．』みたいな感じに言うでしょうね．」たいていの医師ならば自分が来れる時間帯を調整していることだろう．ある指導医はこう話してくれた．「私はこの 2 週間は，会議は絶対的に緊急なものだけに減らそうとしています．そのおかげで私は取り乱すことはなく，必要に応じてチームの力になることができます．」これは，安全かつ支持的な環境を形作るための重要な要素と言えるだろう．

　程度は異なるが，12 人の指導医たちは，チームの個々のメンバーの臨床以外の問題や心配事も助けるようにしていた．時には，学習者たちは，家族間の問題ごとや金銭面のトラブルについてさえも指導医たちに助言を求めていた．「私は個人的な話も，仕事の話も，今でも彼女 (指導医) に相談しに行ってますね．」とかつての学習者は言っていた．学習者のキャリアパスについての進路指導は

頻繁に求められていた．ある学習者は「院内のシステム上の問題」と表現していたが，医師同士の連絡手段や，適切な時間枠内の検査手配などに関するトラブルの手助けも行うようにしていた．指導医たちは，概してお役所風の手続きはなしに仕事をやり遂げることができる立場なのだろう．

12人の指導医たちは単に時間を空けているだけではなく，先の状況を見越した上でいつでも手助けができるようにもしている．テーブル回診では特定のチームのメンバーが興味を持ってくれるような資料を必ず追加するようにしていた．ある指導医は「内臓・皮膚リューシュマニア症については（回診で）必ず触れていこうと思っています．そのインターンの出身地の一部で流行しているんですよ．」と私たちに話してくれた．他の指導医が2名の医学生に「消化器は君たちの仕事だからね．」と言って，腹部の画像下治療（Interventional Radiology: IVR）の手技を見学してくるよう促していた．そしてその指導医は，学生に渡すための手技のハンドアウトも用意してあげていた．

かつての学習者は，インターンの頃に静脈カテーテルの知識がないことがとても気がかりであったことを思い出してくれた．例えば，中心静脈カテーテルと透析用のカテーテルの違いを理解していなかったのだ．指導医にこのことを打ち明けたところ，指導医は「私を座らせて，カテーテルを取り出して，私が特に心配していたことを中心に，本当にわかりやすく教えてくれたんです．」

指導医たちは，チームがうまく仕事ができているかどうかを，一日に何度も，文章あるいは直接会って確認するようにしており，助けが必要なときには午後遅くや夜間にでも電話することがあった．多忙な時間には進んで患者の関係者と話し合ったり，一時的に何名かの患者を引き継いだりして，疲れ果てている学習者が勤務時間内に仕事を終えられるようにしていた．

指導医たちは応援の言葉や共感の言葉がしばしば役立つことを理解していた．例えば，ある学習者が受け持っていた慢性疼痛と抑うつに悩む患者のエピソードについて話してくれた．チームは疼痛管理チームに協力を仰いでいたのだが，疼痛専門医はやれることはすべて行ったと言って，突然併診を打ち切られてしまったのである．その学習者は「私たちは一般内科医なんだ．この状況におかれたとき，一般内科医として私たちは何ができるだろうか？」と考えた．学習者はその夜，指導医に電話をして，患者についての最新の状況を伝えて話し合った．「基本的に彼女(指導医)が言ってくれたことは『それはひどい．』

ということでした. そして, 『君は悪い状況に置かれてしまったね. 本当にじれったい. 君はできることはすべてやっているよ.』と言ってくれたんです. もうそれで十分でした. 私たちがやろうとしたことを後押ししてくれた, そんな感じでした.」

12 人の指導医たちは, 学習者たちの気持ちを汲み取って, 学習者が快適に過ごせるようなベストな状態でいてほしいと願っている. ある指導医による次の意見は, この重要な点を言い当てている.

しばしば私が 7 月・8 月[*1] を待ち遠しく感じるのは, 本当に新入生が好きだからなんです. 彼らが新しい希望に燃えているこの時期が好きなのです. しかしそれと同時に, 舞台を用意して, 期待に応えられるように準備して, 入院患者に良いケアが提供できるようなスタートになるよう手助けをしてあげなければならない, という責務も感じています. 時々, もし即座に良いスタートを切ることができなければ, 違った結果になってしまうかもしれない, とも感じるんです. 私は本当に責任を感じています.

どれほど指導医たちが教育を楽しんでいるのか, どれほど世界クラスの医師たちが学び続けていきたいと思っているのか, がひしひしと伝わってくることで, 学習者たちはさらに刺激を受けていた. 現在の学習者は「彼 (指導医) は今でもまだ, 指導することに夢中になっていますよ. そして一緒に新たな発見をしようとしています.」と話してくれた. その心構えは, 12 人の指導医たちに共通しており, 知性を刺激するような, チームと患者の双方に役立つ雰囲気を作り上げるのに役立っていた.

患者のための最大限のケアを追求するために, 指導医たちがチームのメンバーに強調していたことは, 指導医の診断や治療に関する提案をそのまま受け入れないことであった. もし学習者が異なる意見を持ったなら, 指導医に疑問を投げかけることを期待していたのだ.

私たちは医学生と指導医とのとあるやり取りを目撃した. 指導医が患者の症状に関する学習者のアセスメントに同意しなかったところ, 学習者は「ああ, そうなんですか.」と答えただけだった. 指導医は即座に「流されてしまってはいけないよ. 私は反対意見を期待しているんだ.」と応じた. 別の指導医は「信念を曲げるな. もし君が本当にそのように聞こえたと思うなら, 決して曲げては

【＊1訳注：米国の入学の時期.】

いけないよ.」と言っていた. これには, チームのメンバーに自立して考える姿勢を育て上げること, 患者のために声を上げる習慣を身につけさせることという2つの狙いがあった.

このような独立した思考を必要としている理由は, 指導医たちがよく自覚しているように, 指導医たちでも間違いに陥りやすいからである. 指導医たちであってもすべての答えを知っているわけではない. かつての学習者が次のような例を思い出してくれた.

彼(指導医)がひたすら質問を繰り返したときがありました. 誰も答えを知らないし, そして彼自身も知らないことを認めていました. そこで, みんなでそれを調べに行くんです. 形式張らない程度に. すると, すべては楽しい学習経験に変わっていったのです.

また, 指導医たちは, 自分達の失敗を速やかに認めようとする. 「私が犯した過ちは彼らに伝えることにしています. 『ちょうどそこで私がしてしまったことは, まさに君たちに行ってほしくないことだった. 忘れないで. 二度とやってはいけないよ.』と言うのです.」と指導医の一人は教えてくれた. 指導医たちはそれぞれ個人の失敗談を貯め込んでおり, 必要に応じてそこから引用していた. 彼らは, 失敗こそが最も価値がある学習の好機になると認識していた.

回診の間, 私たちは次のような指導医とチームメンバーのやり取りを聞いた.

インターン：患者の血圧が低下してきたのは, その薬を開始してからなんです
指導医：（シニアレジデントとハイタッチをして）まさにそのとおりだ! 私は効かないはずはないと言っていたが, 君は待とうと言ってくれて, それは 正しい判断だった. 君に一つ借りができたね.

無知や失敗を認めていこうとする指導医たちの姿勢は, ほかにも重要な結果をもたらしてくれていた. 臨床を学習していくプロセスにおいて失敗することは自然で避けられない一面であると認めることによって, 学習者にとっても安心できる環境づくりに貢献してくれていたのだ. もし指導医たちがためらいもなく自分たちの限界を公表してくれるなら, 学習者の恥ずかしさは最小限になり, より容易に自分を受け入れることができるようになる.

また，指導医たちは学習者にそういった意図を伝えるための様々な手段も持ち合わせている．指導医の一人は，以下のように言っていた．

君は何も「耐える」必要はないんだよ．もし私のやっていることが君のためになっていないなら，今すぐ教えて欲しい．月半ばのフィードバックの時じゃなくてもいいよ．私も君のためになるように変えていくから．でも，君も私にそれを教えられるぐらい，打ち解けて欲しいんだ．

新しいチームと最初に出会った時から，指導医たちは学習者の役割として期待していることを明確に伝えるようにしている．そして，その期間の間に病棟で学ぶべき目標を，医学生，インターン，レジデントそれぞれに設定していく．12人の指導医たちは，高い目標を設定する傾向がある．ある現在の学習者が私たちに彼の指導医がどのように期待感を高めてくれていたのかを教えてくれた．

能力の限りをやらされていると感じる人もいるかもしれません．でも，「うん，君なら患者さんのためにこんなことができると思うよ．君は優秀だから，当事者意識を持った担当医として十分な患者ケアができると思うよ．」とポジティブに考えさせてくれるのです．自分自身を現状から抜け出して限界への挑戦をしていくための強力なサポートになります．

学習者の視点に立つと，独立して患者ケアの決定ができる自由を与えられることは，指導医たちのサポートの中で最も重要なことかもしれない．もちろん，それは指導医・シニアレジデント・コンサルト医が屋根瓦として守っている体制があってのみ可能となる．これは重要な点であり，学習者は臨床スキルを高めるだけでなく，医師になるための自信をも高めてくれるのである．ある指導医のうちの一人は，チームに次のように告げていた．「私の仕事は，自信を失うような失敗から君たちを守ることだからね．」

かつての学習者は，指導医から患者との難しい面談をリードしていくよう促されたときを思い出した．それは困難な課題だったが，学習者は「全く苦痛はない」と感じており，「指導医がどんな質問を受けてもサポートしてくれることが分かりました．そして椅子に深く腰掛けて，私に会話のリードを任せてくれたんです．」と話した．学習者は指導医が自ら話すほうがずっと簡単だったかもしれないことも認識していた．学習者は，「ちょうどレジデンシーが終わろう

としているときだったので，この経験が将来の現場に出ていくための準備として
とても価値あることだったと痛感しています.」と話した. 学習者が会話をリードし，
ベッドサイドでのプレゼンテーションに費やした時間は，将来他の場面でも
役立ち，特に自分が教官や指導医の立場になったときに役立ってくるだろう.

　指導医たちは，概して学習者が臨床上の意思決定を行うのに，かなりの自由な
裁量権を与えている. 指導医はあるプランを考えていたところ，学習者が別の
プランを提案するところをたびたび耳にした. もし学習者のプランが，患者に
害やケアの遅れをもたらしそうにない場合には，指導医はそのプランの実施を
認めていた.

　現在の学習者が 12 人の指導医たちのうちの一人との経験を話してくれた.

　私の以前までの指導医は，鎮痛薬や同一薬剤の処方といった些細なことで
あっても，試させてはくれなかったでしょう. 彼らは自分たちが好むような
薬やその用量を使うよう求めてくるのです. でも，私たちの今の指導医は，次の
ように言ってくれたのです.「いいとも. 君が効くと思ったんでしょ？　やって
みなさい. 患者を殺してしまうようなことはないよう，周りに守ってくれる人が
いることを確かめてからやってみなさい. もしうまく行かなくても，それも
素晴らしい. 振り出しに戻るだけ. もしうまくいってくれたら，なおのこと
素晴らしい！私は君から学ばせてもらおう！」

　指導医たちは，自分自身の能力に信頼感を持っている. このことが，自分
自身の失敗を認めることに対して不快と感じなかったり，チームに医学的な
意思決定に相当な自主性を持たせることを許容したりすることの主な理由と
なっていると思われる. 不安感があると，しばしば虚勢を張ってしまい，過干渉を
もたらしてしまうことだろう.

　まれに学習者が立てたプランが失敗してしまうような場合には，指導医たちは，
学習者を困惑させず，また学習者の自信や患者との関係性を損わないよう，次の
方法を模索しようとする. あるかつての学習者が話してくれた例を挙げよう：

　**どんな時も彼女(指導医)は，私を見放すようなことはなく，患者にも
それを悟られないようにしていました. 彼女なら「私たちはお話ししていた
通りのことを確かに行いました. 痛みをコントロールする計画を私たちで**

再検討してみましたが，あなたの希望通り，別の治療法に変えていこうと
思います.」という感じで説明したと思います．この言葉のおかげで患者も
納得してくれて，私も疎外感や見下されたという気持ちを感じなくて済んだ
のだと思います．

　このようにして，指導医は，学習者に前向きな気持ちで患者管理と勉強を
継続できるようにしていた．失敗した学習者が困り果てて，他のチームメンバー
の前で笑いものにされてしまう負の感情とは対照的と言える．学習が最も花開く
のは，安心感のある支援環境においてである．

　そのためにも，12人の指導医たちは，ポジティブフィードバックを重視
している．臨床の場面では，教室の中で典型的に行われているような修正の
やり方とは大きく異なるものが必要である，と彼らは信じている．ある指導医は，
「私には，彼らが何を改善すべきなのかを，成績などの評価抜きに伝えていく
必要があるのですよ.」と説明してくれた．

　指導医たちは，極端に「wrong（誤っている）」という単語を使うことを
避けていた．学習者は，その修正のプロセスは批判的ではあってはならず，
決して屈辱的な気持ちにさせたり，恩着せがましい態度はとったりしてはいけ
ない，と何度も語ってくれた．学習者が失敗を犯したときは，指導医たちは
学習者とディスカッションを行って，質問を通して正しくない結論に至って
しまった原因を見つけ出すようにしていた．かつての学習者は極端ではあるが
こんな例えを教えてくれた．「もし『私はこの患者の状態が悪いのは昨晩エイ
リアンが侵入してきたからだと思います.』と言ったとしても，たぶん彼は
『それは本当にすごい考えだ，しかし君はどう思うんだい？』という感じで
返すでしょうね.」

　学習者はあらゆる種類の失敗を引き起こしうるのだが，当然，単純に質問に
答えるだけの能力を持ち合わせていないことから始まる．12人の指導医たちは，
多くの場合，最初はシンプルなことからチームの医学生に質問していき，彼らの
知識レベルと合わせるようにしていた．もし学習者が質問の答えに困っていたり，
誤った答えを思い浮かんだ場合，適宜コメントを加えたりしながらその質問を
他の学習者に投げかけるようにしていた．現在の学習者が誤った提案をしたとき
指導医がどのように声をかける必要があるのかについて，次のように話して
くれた．

「いやいや，それで OK だよ．君は多分こんなことを想定したからこう言ったのだろう．それはよい思考過程だ．しかしこのケースはこういう点から実際には受け入れられないのだよ．」という感じでした．私は大丈夫なんだ，私は思ったほど愚かな考えではなかったんだ，と感じとることができました．これはとても，とても重要なことだと思います．だからこそ，今も頑張れているんだと思います．

私たちの指導医たちの一人は，プレゼンテーション後や他のチームメンバーの前で学習者にフィードバックを行うときは，プレゼンターが動揺しないように計算されたやり方で実施していた．私たちが見たフィードバックの例をいくつか示そう．

- 素晴らしいプレゼンテーションだ．よくやった．だが，私は患者について医学的な話をして欲しかった．君は話さなかったが，私は彼が 2 年間床に寝そべることができなかったというカルテ記載を見かけたのだが．
- 素晴らしい．必須の要素はすべて話してくれた．忘れてはならないことは彼が胸部不快感で受診してきたことなのだが，君はあまりに多くの精神面や家族歴を話していたね．それは診療録には書いてもいいが，プレゼンテーションではほとんど省略してもいいだろう．
- とてもよく整理されていた．簡潔でよい病歴だ．最も注目すべきは彼の収縮期血圧が 90 だったことだ．君は輸液を止めようと言ってくれたけれど，それで血圧は正常に戻ってくるだろうか？

患者ケアに誤りが見つかった場合，私たちの指導医たちの最初の反応として，どうしてそれが起こったのか，なぜそれが起こったのか，何が学習者のパフォーマンスに影響したのか，について調べるようにしていた．かつての学習者は次のような出来事を話してくれた．

彼 (指導医) はきっと立ち止って「ちょっと待って，何が起こったの？」と声をかけるでしょうね．彼は，非難するよりも先に「ああ，それはお気の毒だね….」と言ってますね．そして，どんな状況で，なぜ起こったのか，を理解しようとしている点では，彼はみんなのことを非常に信頼しています．

このような失敗を理解しようとする際には，指導医たちはチームメンバーとの関係性まで尋ねたり，学習者の私生活までその理由を捜そうとしたりするだろう．

かつての学習者は，指導医が「調子はどうだ？奥さんの調子は？家庭は大丈夫なのか？」と尋ねてくれたことを思い出してくれた．

まれに怒りの感情も表れるかも知れない．「私は彼らを怒鳴りつけますね．」と指導医の一人は言った．「もし彼らの失敗が怠慢や不注意，確認不足の結果ならばね．2，3名のレジデントが非常に傲慢な態度をとっているので本当にイライラします！」

別の指導医がある学習者の記載を見直した時，ひどく当り散らしたい衝動に駆られた．それは前日の夜に浮動性めまいで来院した患者に関する記載についてで，当然完全な病歴を聴取することが必要となる．学習者による病歴はちょうど救急外来のメモのようなものだったが，彼は回診時にもそれと同じ内容を同じように話していた．その学習者の手抜きは今回が初めてではなく，指導医は彼を病室に入れ一緒に病歴を取ることにした．「私たちは話し合いを持ちました．」と指導医は言った．「『君は私が見ている姿よりもずっと素敵な医師なんだと思うよ．』と言いましたね．」

12人の指導医たちの振る舞いの中で，怒りよりはるかに目立つのは，彼らのユーモアのセンスであり，緊張を和らげ安心な支援環境をつくっていくための重要な要因となっている **(図 4.2)**．「彼のコミュニケーションの半分はユーモアが含まれていますね．そうすることで，回診がとても快適になるのですよ．」と現在の学習者は話してくれた．ユーモアは自虐的なものが多い傾向があるが，時には学習者もその標的となる．別の学習者は「彼は私たちの前で自分自身すらも笑いの種にしているので，彼が他の人をからかっても，意地悪くは見えないんですよね．」と付け加えた．

ジョークは，概して指導医とチームが回診しているような状況から生まれる．私たちが目にした一例は次のようなものである．ある患者が手に書きものをしており，ある指導医がそれを指さして「これは何ですか？」と尋ねた．患者は「重要なことを書き留めているんですよ．」と答えたところ，指導医は「ああ！昨晩クラブでも行って（入れ墨を入れて）きたのかと思いましたよ．」と言っていた．

ユーモアは，一般の人々が心を通いあわせるための昔ながらのテクニックだが，またチーム内においてもその機能を果たしている．指導医のうちの一人は，

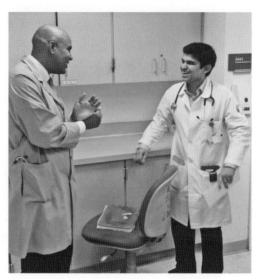

図4.2 指導医と学習者は回診中でもジョークを飛ばしている.

1年目の研修医から患者の退院を勧められた際,「誰でも死期が近づいている場合は,（在宅に）退院させているでしょう. 彼もいつ退院してもいい.（死期に問題になる）臭いについては気にしなくていいよ.」と答えた. 指導医とチームメンバーは大笑いしていた. こういったコメントは, 悪意のない冗談でもあると同時に, 深刻な事態を茶化すユーモアでもある. これは医師が日常遭遇する生命を脅かすような, わずらわしい環境にうまく対処するための伝統的な方法でもある. とはいえ, 度を越しているだろう. この内容は7章においてより詳しく述べていく. 次の2つの章では, 12人の指導医たちのスキルというよりも, 毎日の教育ツールやテクニックに焦点をあてる. 虚ろな表情を治すことからネモニクスやホワイトボードの使用に至るまで, 話題は大きく変わっていくが, それらはすばらしい臨床医・教育者の実践の中に共通するものである.

メインポイント

1. 12人の指導医全員が, 安全で支援的な学習環境を創り上げていたが, 使われた戦略は様々であり, 仕事と私生活両面にわたる支援, 学習者への期待の明瞭化, 学習者を叱るよりもまず失敗を理解しようと心掛けること, ユーモアを使った学習の刺激, などがある.

2. 指導医たちはポジティブフィードバックを行っており, 回診中はそれに専念している. 指導医は学習者のために時間を作り, 彼らを支援したいと思っ

ている．また，指導医はチームとの信頼関係を築くため，学習者を個人的な
レベルにまで知るようにしている．

3. 指導医たちは自分の失敗を認め，学習者の反論を歓迎しており，失敗は
　価値のある学習経験であるという信念を見せてくれている．学習者も指導
　医が支援してくれて，見落としから守ってくれることを理解しながら，
　臨床上の意思決定に専念している．

さらに学びたい人のために

▷ Hewson, M. G., & Little, M. L. (1998). Giving feedback in medical education.
Journal of General Internal Medicine, 13(2), 111-116.

　この文献で，著者は医学教育の文献で見つかった推奨されるフィードバックの
有効性について検証し考察を加えている．医療面接の教育を改善していくための
ファカルティ・デベロップメントのコースの参加者は，何が役に立ち，何が
役立たなかったのか気がついたことと一緒に，自分自身のフィードバック経験を
語った．著者は効果的なフィードバックの技術としては，脅威のない学習環境
づくり，フィードバックをする前に他者の考えを尋ねること，批判的とならない
こと，改善のための提案をすることが含まれるとしている．

▷ Ziegler, J. B. (1998). Use of humour in medical teaching. Medical Teacher,　20(4),
341– 348.

　医学教育においてユーモアは幅広く使用されるが，学習環境における価値は
殆ど知られていない．少数の研究からはユーモアは不安を減らし，信頼を築き，
多様性のある思考を促進することがわかった．しかしながら，教育経験を増強
するように見えるかもしれないが，ユーモアの研究はまだ十分にされてはいない．

▷ Martinez, W., Hickson, G. B., Miller, B. M., Doukas, D. J., Buckley, J. D.,
Song, J. … Lehmann, L. S. (2014). Role- modeling and medical error
disclosure: A national survey of trainees. Academic Medicine, 89(3), 482– 489.

　著者らはポジティブおよびネガティブロールモデリングと，医療のエラーを
開示する学習者の態度や行動との間に，関連性があるかどうかを検証した．
より頻回にポジティブロールモデリングへ暴露された研修医はより多く報告を
行っていたが，より頻回のネガティブロールモデリングへの暴露された研修医は
有害なエラーに対して報告しない割合が増加していた．このように，ロール
モデリングは組織的な安全文化の重要な要素と考えられるべきである．

5 ベッドサイドとその向こう側

The good physician treats the disease; the great physician treats the patient who has the disease.

—William Osler

（良き医者は病気を治療し，偉大な医者は患者を治療する．
—ウィリアム・オスラー）

医療の現場は年々複雑なものになってきており，それに伴い医学生への臨床教育もさらに複雑化し，要求も厳しくなってきている．現場では，伝えるべき新たな情報，新たな治療，新たな技術，より対応の難しい入院患者で溢れかえっている．それと同時に業務における学習時間は目に見えて減ってきている．このような医療の進展によって，何世紀にもわたって伝統的に臨床教育の最も重要な側面を担っていたベッドサイド教育は隅に追いやられてしまっているのが現状である．

2003 年にインターンの労働時間が改変される以前から，学習者が患者と直接関わりを持てる時間が少なくなっていることを懸念する声は上がってきており，研究の結果，ベッドサイドでの臨床教育に割かれる時間が全体の 25% 未満しかないことが示されていた[1]．さらに，2013 年に Johns Hopkins のチームが行った報告では，インターンが患者の診察や会話に費やせる時間は全体の12% にとどまり，彼らの診療時間の 40% 以上はコンピューターの作業に費やされていたことがわかったのである[2]．

ある指導医は論文の中で，技術革新によって「ベッドサイドでの診断力は脇に追いやられてしまい，臨床の能力は大して必要がなく診断の概念が乏しい医師の時代が到来してしまった．」と書いている[3]．「ただ，もし私が医学的な問題に苛まされたら，眩いばかりの映像やうるさい機械に囲まれた若い医師よりも，こなれた聴診器を愛用し，（繰り返す打診の結果で）指に色素沈着がある白髪の医師に診てもらいたいと思う．」と締めくくっていた．

私たちが観察・インタビューを行った 12 人の最高の指導医たちの見解は，それほど極端ではないとはいえ，学習者のベッドサイド離れが進んできているという重圧には気がついている．彼らは，この状況を好ましくは思ってはいない．彼らは，ベッドサイド教育の強い支持者であり，絶え間ない実践家でもあるため，学習者にはベッドサイド教育を最大限に提供していきたいと考えている．ある指導医が私たちに，「私たちは，学習者のために回診をより短くし学習者と関わる時間もより短縮していくという方向性で動いているので，テーブル回診やプレゼンテーションにかけている時間を，学習者の教育よりも患者とその問題への対応に多くの時間を割いていく必要が出てきているのです．」と話してくれた．

　12 人の指導医たちは，学習者の 1 日のピークとその合間に自分のスケジュールを合わせる術を見出していた．「彼女 (指導医) は，私達が忙しすぎると教育に割ける時間が 1 日 1 時間すらも無くなってしまうことを理解してくれていました．」とある学習者は教えてくれた．また，この指導医は，チーム回診の間は医学生に簡略化したプレゼンテーションをさせて，レジデントにはほかの業務を行うための貴重な時間を確保してあげており，レジデントからは感謝されていた．「本当にありがとうございます！」とレジデントの一人が叫んでいた．(その後，その指導医は医学生のプレゼンテーションすべてをミーティングで一人ずつ聴いてあげていた．)

　回診の際に行う，簡略化したプレゼンテーションとはどのようなものなのだろうか？回診での伝統的なプレゼンテーションは"E-SOAP"プレゼンテーションと言われ，それぞれ出来事 (Event)，主題 (Subjective)，目的 (Objective)，評価 (Assessment)，そして計画 (Plan) を意味している．それには，昨晩の出来事，患者が抱えている問題，バイタルサインから始まる身体診察の客観的な所見，前日からのすべての検査結果の伝達，そして総合的な評価と計画を学習者にプレゼンさせる意味合いも込められている．回診をさらに効率的にするには指導医は昨晩の出来事および評価と計画だけに焦点を絞ることも一つの選択肢となってくるかも知れない（いわゆる"EAP"プレゼンテーション）．もし，患者が夜通し発熱していたのであれば，議論する問題点としてリストに挙げる．同様に低ナトリウム血症，持続する腹痛，新規の下痢などの場合も同様である．

　別の指導医は，午後にチームの部屋を訪れ，医学部 3 年生に指導を行っていた．彼らに対しては指導に集中してほしいと伝える一方で，同じ部屋で大部分

の時間をコンピューターに費やしているインターンやレジデントには半分だけでも目を貸してほしいと伝えるのみであった．「多忙なレジデントやインターンに『わかりました．この 20 分間，あなたにすべての集中力を注ぎましょう．』と言わせるのは難しいことですよ．」と彼は言った．

　ある指導医は，「私は毎日すべての患者の回診をしていますが，チームと一緒には毎日すべての患者を回診できているわけではないですね．」と言っていた．ただ，こういった工夫によって，彼らをベッドサイド回診へ集中させることが可能になる，と彼は言った．なぜなら，これによりチームの回診時間を 1日 2 時間に短縮することができ，「何ということだ！果たして私は本当に計画通りにやりきることはできるだろうか？」という心配をする必要がなくなる，とのことだ．

　ある学習者の一人は他の指導医の一人がしていた別の労務調整の方法について語ってくれた．「もし，［チーム］として誰も患者の診察に行くことができていないのなら，彼（指導医）は戻ってきて一緒に一人一人診察するようにしてくれています．未だかつてこのような方法で回診する人に出会ったことはなかったですよね．」と学習者は言った．たいていの指導医であれば，新患であれ既存の患者であれチームに割り当てられている患者すべてを毎日診察するように指示していたことだろう．

　あなたが想像するように，指導医たちは優れたベッドサイドの教師であるのだが，そもそも彼らは臨床の達人であり，診断学の専門家でもある．

　あるかつての学習者は，腹部の診察方法をこの 12 人の指導医たちの中の 1人から，ある患者のベッドサイドを通して学んだ．その患者は腹部に腫瘍があり指導医は腹部の触診を行った．「これが私の行ってきた診察法とまるで違っていたんですよ．」とかつての学習者は回想したが，「でも，今でも私は彼のやり方で診察していますよ．」
　別のかつての学習者は彼の指導医について以下のように述べた．「彼の診察技術は驚くべきものでした．彼は患者を一目見て重要な問題点を拾い上げていました．患者の主訴と直接関連しないような問題点についても気づいていて，それをティーチングポイントとして取り上げてくれました．」

　例えば，私たちは別の理由で入院した患者を診察していく過程で，日光曝露

に伴う障害を示唆する前胸部の黄色の皮疹を指導医が指摘していた場面があった．また学習者のチームと一緒に周期的に嘔吐を繰り返す患者の病室に行き，その指導医は患者が特に歯の問題は訴えていなかったにもかかわらず，歯の診察をさせていた．彼は，学習者に胃酸の逆流で生じる歯の障害を見つけてもらおうとしていたのである．

　私たちの指導医たちは，多くの資質や態度を見せてくれる．例えば，私たちが指導医たちにベッドサイド教育の主な目的について尋ねると，彼らの答えは驚くべきことに似通っていた．「偶然起こった些細な現象の知識だけを伝えるだけではなくて，患者に応用しやすい知識も一緒に伝えることができます．そうするとその知識を次の患者のベッドサイドで活かすことができ，それと合致している点と合致しない点がはっきりするでしょう．」とある指導医は答えた．別の指導医は，学習者にこのような知識を提供する目的として「良き臨床上の意思決定を下すため」と答え，一方で3人目の指導医は「思い出しやすい方法で」その知識を提示する必要性を挙げてくれた．

　しかし12人の指導医たちは個々の教育的な戦略をも持ち合わせている．本章では，私達は彼らが日常的に使っている多種多様な教育法のいくつかについて取り上げ議論していく．

　まず，あまりにも基本かつ初歩的なことのように思われるかもしれないが，指導医たちが学習者に教えていることは，もし患者のことでどんな問題が起こっているのか明らかにしようと思ったら，まずは患者に尋ねてみよ，ということである．そのような患者への問いの一つの形が，身体診察であると言える．身体診察は，学習者・指導医どちらが行うにしても，指差しで患者の状態を一つ一つ確認していくように，慎重に徹底して行われる必要がある．また，さらにわかりやすい患者へ問いの形は言葉を介した問診であり，患者と症状や心情について話し合うことができる．

　問題志向型の医療面接は，伝統的な臨床では定番となっているが，新しい技術の到来と時間的な制約もあいまって，指導医も学習者も患者への臨床的な関心が低くなっている．かつての学習者は，指導医がそのような潮流に対していかに立ち向かっているのかについて，次のように述べてくれた．「彼（指導医）は検査結果や画像検査，コンサルタント医との会話から得られることばかりに目を奪われるのではなく，その状態と診断された時に患者が初めに気がついた

ことを詳しく尋ねるようにしていました．要は，患者の元々の訴えに立ち返るようにしていたんです.」

　ある現在の学習者は，個別化された患者ケアについての指導医のこだわりを教えてくれた.「多くの指導医は患者とさほど多くの時間を割いて話をしている訳ではないですよね．また，私達が決定を下す時も患者の状態すべてを確認できているわけでもありません．だけど，彼(この学習者の指導医)はそのすべての把握ができているんですよ.」

　患者は，一般的にある一つの急性期の問題を抱えて病院を訪れている．あるかつての学習者は以下のように話してくれた.「とても忙しくコールが鳴り響く日では，この一つの大きな問題によって私たちの視野は狭まってしまうものです．しかし，患者と話をしていると，そのほかにもいくつもの亜急性・慢性の問題が浮かび上がってくるかもしれません．私たちの指導医たちは，もし患者に何か深刻な問題が進行しているのなら，その問題を最優先に対応するように求めていました．そして，患者に全人的なケアを提供するためにより多くの時間やエネルギーを費やすのではなく，単一の問題に集中させるようにしてくれていましたね.」

　12人の指導医たちの特徴の一つとして，患者ケアと教育への責任感の双方に対するアプローチの徹底ぶりが挙げられる．かつての学習者は，一つの好例として，ある指導医が9人のほかの学習者を連れて患者のもとへ訪れたときの徹底ぶりを思い出してくれた.
　指導医は，患者に「Eeee（イー）」と言ってもらいながら患者の肺の聴診するよう学習者に促した[4]．指導医の中には，自らの手技を試しては，「おー，彼は明らかなMurphy's signがあるね.」などと言って，チームのメンバーの多くはベッドサイドに再び戻ってくることはないと知りながらも，時間が空いた時に戻って自分たちで所見をとるように促しておくような人もいる．ただ，この指導医はそのような指導者の1人ではなかった.

　この指導医はチーム全員に次々と患者の胸に聴診器をあてさせて，患者に「Eeeeee（イー）」と言ってもらうように促していた．かつての学習者は言う.「チーム全員が病室にいて，診察する機会をもらえました．指導医は全員が所見を取り終わるには20分はかかってしまうでしょうと，患者に謝りながらも愛想よく接していました．それが滑稽な様子に見えたためなのか，最後には患

者も笑ってくれていました．それがこの指導医のやり方で，それくらい彼は徹底していましたね．」

　私たちは12人のうちの1人の指導医と一緒に回診していたとき，その1時間の集中した回診の中で，彼が気づいたことを自然と学習者に共有している2つの事例に遭遇した．これらのやり取りはチームが患者の部屋を出た後に交わされたものである．

　指導医：さあ，指導医と議論する時間だぞ．なぜ私は彼女に抑うつのことを
　　　　　聞いたのかわかるかい？
　インターン：彼女が泣き始めたからです．
　指導医：彼女は「気分が優れない．」と言っていたね．あと，会話の流れの
　　　　　中でしばしば僅かな間がある．この間を辿ることが鍵だ．このよう
　　　　　な手がかりを拾い上げ追いかけていくことが重要なんだよ．

　その少し後には，別の患者に対して，異なる考察をしていた．その指導医は医学生に話かけた．

　指導医：私達がベッドサイドを離れようとしたときに何かを耳にしたよね．
　医学生：何か不安がありそうなことを言っていました．
　指導医［インターンに向かって］：これは彼女(患者)のプライマリケア医
　　　　　には知らせておくべき事柄だ．

　避けられないことだが，グループで患者を診察していると必ず異なる意見が出てきてしまう．指導医12人のうちの1人が，自分がそのような状況をいかに対処しているのかについて話してくれた．「まず，一緒に聴き，見て，感じてみるようにします．そして，自分が何かを発言する前に，まず学習者に『あなたは何を聞いて，何を見て，何を感じましたか？』と尋ねてみることにしています．」

　指導医は，あるレジデントの事例について語ってくれた．そのレジデントは「これは拡張期雑音だと思います．」と答えたが，指導医は収縮期雑音だと確信していた．指導医はレジデントの自尊心を傷つけないように直接的にはそのようには伝えなかったが，その代わり彼は彼女に「私が間違っていたかも知れないね．もう一度，聴かせてくれ．」と言ったのだ．そして彼は彼女に聴診のテ

クニックを教え，同時に雑音と脈拍を組み合わせて聴診することも伝えた．「これ以上は私からは何もする必要はなかったですよ．」と指導医は言った．「彼女の方から『ああ，確かに．これは収縮期ですね．』と言えるようになったんです．」

彼は，学習者との診察所見の相違に対応する方法について次のように述べている．

> もし，私たちの意見が一致したのなら，それは素晴らしいことです．もし一致しない場合には私は学習者と再度診察をすることにしています．もし，それでも一致しなければ「よし，ここで聴診してみよう．そして，これに特異的な音を聞きにいこう，あるいはここの正常な音を聞きにいこう．さて，あなたは今どのように感じますか？」と私は告げるようにしています．もし，それでもうまくいかなければ，午後に再び戻って改めて診察しに来るようにしています．

ある12人の指導医のうちの1人は，患者回診のときは「臨機応変」な教育スタイルにしていると話してくれた．「その日，その日に思い浮かんだことによって，教える内容は変わっていきます．例えば，私たちが頭部外傷の女性を診た際，もしその女性が固いベッドで寝ていたならば，マットレスの選択や体位変換のスケジュール，坐骨の褥瘡などについての話をします．もし患者にカテーテルが入っていたのなら，(a) それを抜去して，(b) カテーテル感染についての話をしていく，といった流れです．」

しかし，自然発生的な教育活動は，指導医たちが患者回診を実施する際の一面に過ぎない．まず初めに，回診する前に指導医たちは患者をあらかじめ診察しておき，これまでのカルテ記録を確認しておく（**図5.1**）．指導医たちが今まで得た知識とチームの学習者の知識に基づいて，事前に関連した教育ポイントを想起させ明確にしておく．このようにして患者回診は，特定の患者との出会うことで思い浮かぶ指導医の即興の指導と，計算されつくした指導との組み合わせで構成されているのである．

「臨機応変」な指導を行う例として，ある患者のプレゼンテーションをした医学生との次のようなやり取りがあった．

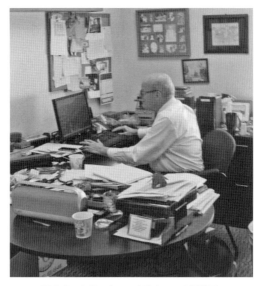
図 5.1 患者のカルテを読んでいる指導医.

医学生：彼(患者)の乳酸値をチェックしておきました．
指導医：乳酸値ならいつでもチェックできるが，今私たちが彼に対してできることは何だろうか？
医学生：薬を処方して帰宅させることでしょうか？
レジデント：もし彼が家で死を迎えるような状態ならばそれでもいいかもしれないけどね．私は彼の服薬のアドヒアランスの悪さが心配です．
指導医：私は彼自身が帰宅することを望んでいないことがむしろ心配だね．
医学生：彼から生検について尋ねられました．チームの決定に一任することになりますが，口や皮膚からの生検になるかもしれませんと彼には話しておきました．
指導医：うん，いいね．
医学生：では，L.R［ラクトリンゲル液］の投与は継続すべきでしょうか？
指導医：私のラクトリンゲル液についての見解を述べようか．［彼女はレジデントのほうを向く．］私の机に論文が置いてあるので，ラクトリンゲル液の使用にあたっての利点と欠点について議論してみよう．
レジデント：私はラクトリンゲル液を続けるつもりはありません．
指導医：しかし，あなたは続けるかも知れませんよ．［彼女はチーム全体に話しかけ］私たちがその患者の部屋を出る時に誰かが，何の発熱でしょうか？と教えてくれましたよね．

このやり取りの冒頭は単なる即興で行われる指導の一例のように見える．しかし，指導医がラクトリンゲル液への言及も見越しており，その話題を後でより詳細に議論しようと計画していたことがわかる．

実は，患者回診はその性質上，特定の症状や疾患に関するすべてを網羅した教育を提供するには理想的な環境とは呼べない．それは患者回診のために取れる時間はもともと限られているところ，更に時間を取られることになるからである．その代わりに，私達の指導医たちは，教育にかけられそうな時間を探しており，回診で診察する予定の患者に関する簡潔な学習事項を用意しているのである．

「指導医の中には患者と関連しないことについて言い続ける人や，あるいは単に冗長な話をする人もいます．そしてそのような指導をされると，集中力が切れかかってきます．」と現在の学習者は漏らしていた．それに対して，最高の指導医 12 人のうちの 1 人である彼の指導医は「実際に上手に教育ポイントやちょっとした (クリニカル) パールを見つけてくれるんです．」とのことだ．

その指導医たちは，学習者が貴重な学習時間を最大限に活かしてあげられるよう，特に学習者が混乱することや失敗することを事前に詳細に調べ上げている．ある指導医は，約 7 割の患者については，学習者がどこで行き詰ってしまうのか予想することができると話していた．また 1 割ぐらいの患者については「自分自身でも当初は行き詰まってしまい，何が起きているかを解明しようとする必要がある．」とも付け加えた．別の指導医は「私は常に病棟の担当医よりも　手先を読んでいるつもりですが，本人たちにはそのことに悟られないようにしています．私は彼らに追いつく余地を与えておいて，追いついてくれるのを期待しているぐらいが，私にはとても心地良い気がするがするんですよ．」とも言っていた．このような心構えは 12 人の指導医全員にほぼ一貫していた．

ある指導医は以前私たちが目にした指導の裏話を教えてくれた．彼は患者を診察し，学習者が準備した記録を見直していたところ，学習者がある重要な症状を見落としてしまっているにちがいないと考えた．「そこでちょっとその病室に行ってみたんですよ．」と彼は言った．「ベッドサイドでは本を読んで学んできたこととは異なる何かを気づかされることがあることは承知していますからね．」その後，廊下の途中でその学習者とチームの他のメンバーは指導医の深い洞察力の恩恵に授かることとなった．「こういった経験を通して彼らはベッドサイドで注意を払えるようになっていくんですよ．」と彼は言った．「私も他の人たちの問診の

様子を観察していくことで，患者の問診の多くを学んできたのですよ.」

　指導医たちの中には，学習者が病棟回診をしている間は静かに観察している
だけで，直ぐに明らかにすべき事案にのみコメントする人もいれば，チームが
病室を離れるまでコメントを控えたりする人もいた．しかし，数人の指導医は，
患者と直接意思疎通を図りながら，より積極的に言語化していく傾向があった．
中にはベッドサイドでのプレゼンテーションの途中であってもアドバイスをし
たり，訂正をしたりする人もいる．私たちは，たまたま医学生が患者に「本日
帰宅してみるのはいかがですか？」と尋ねる場面を目にした．指導医がそれを
遮って，「いやいや．その(退院したい)日の予定だけを尋ねなさい.」と言った.
廊下で，指導医はその患者は退院することに関して騒ぎを起こすかもしれな
かった，と説明した．医療チームがその日に帰宅するように勧めていた，と言っ
た方がいいと説明した.

　指導医たちは，チームリーダーであるシニアレジデントに対しては，ベッド
サイド回診後には非常に濃密で詳細なフィードバックをため込んでいる．ある
指導医が行っている日々の批評を表現する方法が，次の送信した email からも
見てとれる.

　　私は基本的には彼女の責任だと思っている．ただ，コンサルテーション
　をしたか否か？　この抗菌薬の投与量は過量だったのか，あるいは少量
　だったのか？　こういった質問をあなたがしてしまったことによって，し
　ばらく気まずい時間が流れてしまった．もし君が事前にその人物に質問し
　て確認できていたら，もっと円滑な関係が築けていたかもしれない．私た
　ちはその病室に長時間費やしてしまうことになったし，ベッドサイドにい
　た時間は看護師の業務の妨げにもなってしまっていた.

　そしてそのシニアレジデントから見た指導医のフィードバックの描写をここ
に示す.

　　回診が終了した午後はいつも，私は朝回診の彼（指導医）のメモの
　PDFをメールで受け取っていました．私が言ったこと，私が言うべきで
　あったこと，私の置かれている状況，私の何が良くて，私が改善すべきこ
　とは何なのかが順序立って記載されていました．回診での私の行動の多く
　は，私自身が無意識にやっていたことだったので，これにはとても助かり
　ました.

12人の指導医たちは，ベッドサイド回診であっても，テーブル回診であっても，個々のチームのメンバーの異なるニーズに合うように教育を調整していくことに懸命に取り組んでいる．

それは決して単純な作業ではない．医学生，インターン，そしてレジデントは定義上では医学教育や経験において異なる学習段階にあるとされる．そして各カテゴリーの中で，学習者は様々な背景と専門科への関心を持っている．

「私は早めに来て，すべての患者を診て回るようにしています．だから，チームが私に伝えるべきことは実は既に把握していて，彼らに何を教えたいのかも既に決めています．」とある指導医が私たちに明かしてくれた．彼は，いつも1つのシンプルな教育ポイントと，1つのよりレベルの高い教育ポイントを準備している．例えば，「翌朝に手術を控えた患者がヘパリンの皮下注射を使用しているとき，私はこう尋ねます．『どのタイミングでヘパリンを中止する必要があるのだろうか？』とね．そのあと，私は更により関連した事柄に話題を移していき，『では，Lovenox(低分子ヘパリン　一般名：エノキサパリンナトリウム)の皮下注射を試してみよう』と言うのです．」

かつての学習者は，指導医はすべてのレベルの学習者を対象とした指導を行ってくれていた，と言って，次のような事例について話してくれた．「彼女(指導医)は肝機能不全の時に見られる異常値ついて話し始めました．その内容は学習者がどのような専門に興味を持っていたとしても実用的な情報です．そして，そこから彼女(指導医)は，受け持ちの患者の肝硬変とそれをどのように管理していくかについても説明してくれました．」

しかし，チームの中で教育レベルが異なる状況では，学習者の誰かが納得できておらず，指導医の説明を部分的にしか理解できていない瞬間が必ず訪れてしまう．12人の指導医たちはいわゆる「虚ろな表情」をした学習者がいないか，目を光らせている．彼女は付け加えて，「私達は時々，A点から真ん中のB点を飛ばしてC点に飛躍しまうことがあると思うので，私はプロセスをできるだけはっきりと説明してあげるように心がけています．」と言った．その飛躍が容易に学習者の顔に虚ろな表情を浮かべさせてしまう原因となっているのである．そういった状況が起きたときは，「私はそのまま先に進んで，後から学習者のもとに戻ってくるようにしています．そして再び資料に目を通し，学習者が『はい，やっとわかりました．』と彼が言うまで説明し直します．次々と

患者を診てもらう必要があるのに、知識の大きな隔たりがある状態で彼らをそのまま放置することなどできないですからね.」と指導医は語ってくれた.

　指導医たちは個々の学習者に対して最大限の注意を払うようにしている. もし学習者がその資料について不明瞭な点が残っているならば、それを報告するように促される.（指導医の中には、研修を開始する前に、後々の議論のためにも不明瞭だった内容をリストとして残しておくように求める人もいる.）

　概念を説明したり、学習者にフィードバックしたりするだけに留まらず、指導医たちは1対1のミーティングを開いて、自身の教育内容を改善するためのアイデアについても尋ねるようにしている. ある指導医は次のように話してくれた.「私自身も日々改善していきたい、ということを彼らに伝えています. そして学習者がさらに向上するためには、私から変えていけることはありますか？と伝えています. あるシニアレジデントが、私はインターンに対して厳しすぎる、と教えてくれたんですが、それは良かった！私は改善する方策を見つけることができたのです.」

　別の指導医は、チームの医学生に対して珍しい取り組みを行っている. 彼は、まず医学生に自分達のメモを印刷するように指示する. 指導医は「私は冗談半分ですが、赤ペンを取り出すんです. そして、しかめっ面で彼らの取った問診と身体診察に印をつけていき、それらを再度見直すように言います.」と話してくれた. それは各医学生につき10分前後の時間がかかり、指導医のスケジュールは切り詰められてしまうのだが、それでも彼は学習者にとってこの指導がどれほど価値のあるものなのかを理解していた.「もし、誰かが私にこのようなことをしてくれたら、私ははるかに良い医師になれていたかもしれないですね. 私はどのようにメモを取っていけばよいのかも知らなかったのです.」と彼は言った.

　ベッドサイド回診でもテーブル回診でも12人の指導医たちは各自の独特の教育スタイルを持っている（**図5.2**）. 患者の主訴に合致するような話題があった際、患者の診察後に廊下の途中で5分前後の講義を始める指導医もいれば、テーブル回診まで講義をとっておくような指導医もいる. しかしながら、どの指導医たちも、記憶の中から数多くの"ティーチング・スクリプト"*を呼び

【＊訳注：指導者の教育的な経験や観察に基づき、教育内容を簡単にまとめたもの. 教育目標ごとに、教育上のポイント、教育の方略、学習者が陥りやすい問題点などをまとめていることが多い.】

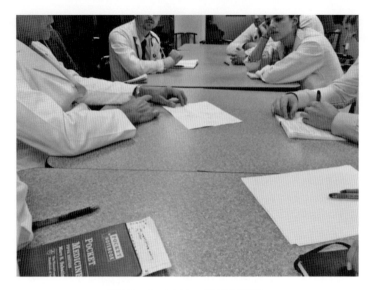

図 5.2　チームのテーブル回診の風景.

起こしており，例えば低ナトリウム血症へのアプローチのような特定の疾患や所見を扱った短い講義を行っている．指導医たちはそのスクリプトに習熟しているため，講義が行われる状況によってプレゼンテーションの長さを自在に変えることができるのである（ベッドサイド回診では短くなり，テーブル回診ではより長くなる）．

どの学習者に対しても指導医は,「high-yield な（情報量の多い）」講義を行っている．「彼（指導医）は私たちの出身地といった類のことすら熟知できているんだと思います．」と現在の学習者は彼の指導医について話してくれた．「彼は 15 分の間に膨大な話題について私たちに教えることができて，もしかしたら最終的には私たちが 3 時間座って教科書を読んでいるよりも理解が深まっているかもしれません．今週は既にそのような状況が何度も生じていますね．」

ベッドサイド回診やテーブル回診でのプレゼンテーションだけではなく，指導医たちの中には週に 1 ～ 2 回チームの医学生を集めて，彼らの理解度に合わせた短い講義（通常は 10 分以内）を行っている (図 5.3)．「その教育方法は彼 (指導医) から学ばせてもらいました．」とかつての学習者は言った．「今では私も指導をするときは，大動脈弁狭窄症から中心静脈カテーテル関連血行性感染症といったものまでクリニカルパールを使った話をしていますね．」

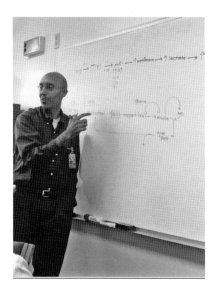

図 5.3 指導医は回診後に短時間の教育セッションを行っている.

　12 人の指導医たちは，講義の中では，学習者が自らの選択した専門分野に集中していきたいという内なる心を超えて，興味を引かれるような内容を模索していた．指導医たちは，学習者の記憶の中に，講義内容をしっかりと植え付けるためにも，しばしばジョークを使ったり，話題となっている文献を用いたりしている．

　私たちは，あるインターンが不可解な脳卒中を起こした患者のプレゼンテーションを行った後に交わされた，次のようなテーブル回診を目にした．

インターン：私は DVT［deep vein thrombosis：深部静脈血栓］を疑って，超音波検査をしようと考えています．［そのインターンは心臓内の欠損（卵円孔開存など）から奇異性塞栓症が起きていないかが心配であった．］
指導医：そこまでやれば完璧だと私は思う．ただ診断に関して言えば，それは陰性だろうね．
インターン：私には確証が持てないのですが…
指導医：それは意見が分かれる点で，一進一退の意見があるところだ．君たちの中にアメリカンフットボールのファンはいるかな？

すると，指導医は彼のポケットからある論文のコピーをいくつか引っ張り出し周りに手渡した．それは2005年のプロボール*に出場して間も無く軽い脳血管障害を患った，New England Patriot の守備陣のスターであった Tedy Bruschi についての記事であった．彼は卵円孔開存を抱え不全麻痺が残ってしまったが，8ヶ月のリハビリテーションの後，彼は競技に復帰した．

指導医：これを見てどう思ったか教えてくれ．心房細動については原因として除外していいと思うかい？
インターン：はい，そう思います．
指導医：そこで，ここにまた別の［重要な］論文がある．これによって私は間違いなく行動を変えることになった．私はこの論文を読んで，30日間の持続モニターをつけることが正しい選択であると確信したんだ．

指導医は，2014年に New England Journal of Medicine に発表されたある論文を配った．そこには30日間の非侵襲的な歩行心電図モニタリングが，標準的な短期間の心電図モニタリングと比較して，心房細動の検出率が5倍改善することを発見したことが書かれていた[5]．

テーブル回診に論文のコピーを紙で持ってくることは面倒であるが，チームでその論文を読み，そこから学ぶことで得られるものは大きい．

12人の指導医たちによって，追加のリーディング・マテリアル（読み物）を提供していくやり方は様々である．現在の学習者は彼の指導医がどのようにしていたかを，次のように述べてくれた．「もし私たちが抗菌薬のカバーする範囲などについて話していて，患者の回診中に疑問点がわいてきたら，彼女はすぐさまコンピューターに向かって行き，文献を引張ってきてくれます．あるいは回診の直後に論文を転送してくれます．もし Evidence-Based Medicine が嫌いでなければ，ありがたいと感じるでしょう．」指導医は論文を送っておいたことを忘れたりはしない．「次に同様な問題が生じた場合は，彼女は次のように言うでしょう．『それで，あなたは私たちが話していたこのガイドラインはもう読みましたか？』とね．」と学習者は言った．
ほとんどの指導医たちは，医学生レベルの資料ではわざわざ説明して手を煩

【＊訳注：NFL：National Football League（米国で最も有名なプロアメリカンフットボールリーグ）のオールスターゲーム．】

わせることはせず，チームのメンバーに単に調べるようにと伝えておくだけで済ませていた，とかつての学習者は言っていた．「調べるだけで十分なのです．ただ，あまりに忙しいときは，（指導医も）"一緒に"調べてくれるんです．記憶にとどめておいて欲しいと思っているので，調べものに時間を費やすことができるようにしてくれますね．」と彼は言っていた．

12人の指導医たちは近年明らかになってきた諸問題に関しても注意を促すようにしている．例えば，ある指導医は医療費に関する講義を行ったり，別の指導医は自分が見出してきた信頼のおける介護施設のリストをチームに提供したりしていた．彼女は「どのレジデンシト研修も，レジデントが教員の仲間入りをするための準備段階としての役割をまだまだ十分には果たせているとは思えないのですよ．」と言っていた．

最後に本章の締めくくりとして，指導医たちが用いている教育の考え方とその技術についてまとめる．
・記憶に留めているティーチング・スクリプトは，医学教育者にとっての重要なツールの一つであり，それは長い年月をかけて洗練されてきたものである．指導医たちは学習者にそのスクリプトを共有するようにしていた．ある指導医は言った．「学習者が望むようにそのスクリプトを使うことができるでしょう．それを使わなくても，改良しても，それぞれのニーズに合わせて改変していってもらってもいい．」

・「私は，学習者というものは教育で自らを"賢く"してくれる人を好むものだ，と長く信じています．」とある私たちの指導医たちの1人は言った．「だから，1か月のうちの最初の数セッションでは，少し目がくらむぐらいの圧倒的な医学の知識を紹介するようにしているんです．」そして彼は学習者にはこれらの目がくらむ程の知識は，彼らが将来身に付けてゆく知識のほんの一部分に過ぎないということを悟らせようとしている，とも付け加えた．

・チームがある検査をオーダーする際，その結果が陽性で返ってくるだろうと決めてかかることがある．「私は常に，陰性で返ってくると想定しなさい，と言うようにしています．そうしておけば，何が起きても次のステップに進むことができるでしょう．想定しておかなければ，検査が何も示してくれなかったとき，ずっと同じ場所に留まり続けてしまうことになってしまいます．」とある指導医は私たちに言った．

・一般的に指導医の中で使われる（12人の指導医たちもそうであるが）有名な教育方略として，ネモニクス（記憶術）がある．典型的には単語の文字一つ一つが手の骨の名前やある疾患の症状といったような医学的にグループ化したものを指し示している[6]．例えば，緊急透析の適応を思い起こすための伝統的なネモニクスは「A-E-I-O-U.」*である.

・ある指導医は，ホワイトボードを持ち歩いて，例えば回診中の検査値をメモしたり，テーブル回診やベッドサイドでの話の途中で体の部位を描写したりするのに活用していた．現在の学習者は，指導医のスケッチとパワーポイントのプレゼンテーションで見たものとを見比べることができた．「これによって昼夜いつでもフォローすることができ，今まで教わってきたことに関心を持って取り組むことができます。」（他の指導医も同じような目的でインデックス・カード[メモ用紙]を用意していた.）

・別の指導医は，"Around the World"と呼ばれるゲームをしている．もし彼が一つの質問に5，6個の答えがあるような問題があったら，個々のチームのメンバーに医学生から順に一つずつ答えさせていく．「わからない」と答えるのも許される．「これには私も参加しなければならないんですよ。」と指導医は言った．「そしてもし私が2巡目まで回ってしまうと，これが結構難しいんです。」

・学習者と指導医は，近年かつてないほどの大きなプレッシャーに駆られている．ある指導医は，アンプロフェッショナリズムの部屋（Box of Unprofessionalism）と呼ばれる部屋を用意することでそれに応えていた．この部屋では，彼や学習者は時々集まって冗談を言ったり，バカなことをしたりして，彼らを悩ましている物事のはけ口にしている．唯一の規則は，互いに敬意を払うこと，である.

12人の指導医たちの中の1人のもとで指導を受けている現在の学習者は，本章で書いてきたことを上手くまとめてくれた．「最も大切なことは，定刻に帰ることや誰かと知識量を比べるようなことではありませんでした．最も重要なことは，患者のベッドサイドに行って，患者とその家族をケアすることだっ

【*訳注：日本では「A-I-U-E-O：あいうえお」として知られている．A：acidosis（高度の代謝性アシドーシス），I：intoxication（中毒），U：uremia（尿毒症），E：electrolyte（電解質異常），O：overload（溢水）】

たのです．それが，ここに来た理由であり，医者になった理由だったんですよ．」

　次章では，臨床教育の重要な側面，つまり指導医たちの思考のプロセスとそれを適応し学習者と共有していく方法について考えていこう．とりわけ，ソクラテス問答法や再考の価値について見ていこう．

メインポイント

1. 指導医たちは，ベッドサイド教育（または病室の外で繰り広げられる教育）を自らの教育へのアプローチの軸としていた．彼らは，最大の学習方法は患者から学ぶことであると感じていた．また，患者から聴取した問診と身体所見を，関連する教育ポイントのプレゼンテーションと組み合わせるようにしていた．

2. 指導医たちは，現在の患者から学んだ情報を次の患者に活かしていくべきだと教えていた．このようにして，積み上げられた教えは揺るぎない知識の基盤となっていく．

3. 指導医たちは，チームに対して指導を行うだけでなく，個別の指導も行っていく必要性があることにも注意を払っている．彼らはチームのメンバーがそれぞれ学習能力に違いがある事を認識しており，学習者のどのレベルの発達過程であっても知識のギャップが生じないように対応しようとしている．

さらに学びたい人のために

▷ Peters, M., & Ten Cate, O. (2014). Bedside teaching in medical edu¬cation: A literature review. Perspectives on Medical Education, 3(2), 76- 88.

　この論文で，筆者は医学教育におけるベッドサイド教育の活用についての文献レビューを行った．ベッドサイド教育はかつて臨床技術を教えるための主要な方法であったにも関わらず，その活用は近年衰退してきている．そこで，筆者は臨床技術を教える際のベッドサイド教育の役割と強みについて調べており，なぜベッドサイド教育が衰退しているのかについても調査している．筆者は研修医と患者はともにベッドサイド教育に価値を置いていることを見出した．しかし，入院患者の減少，診断をつける際のテクノロジーへの過度の依存などによってベッドサイド教育は減少している．

▷ Irby, D. M. (1994). Three exemplary models of case- based teach¬ing. Academic Medicine, 69(12), 947- 953.

この論文で，Irby は教育回診を企画する上で，以下の３つの方法があることを紹介している．(1) 症例ベースのベッドサイド教育 (Case-bedside teaching), (2) 症例ベースのレクチャー教育 (Case-lecture teaching), (3) 症例ベースの反復教育（case-iterative teaching）．これらの３つの教育モデルは，症例でのアンカリングを用いた教育，教育プロセスでの学習者の主体的な関与，プロ意識の思考や行動の構築，方向性とフィードバックの提供，共同学習の環境の醸成などの５つの共通する特徴から成り立っている．これらの５つの項目を教育に取り入れる事で学習プロセスを促進できるであろう．

▷ McMahon, G. T., Marina, O., Kritek, P. A., & Katz, J. T. (2005). Effect of a physical examination teaching program on the behavior of medical residents. Journal of General Internal Medicine, 20(8), 710- 714.

身体診察は診断を決定していく重要な要素であるけれども，診断補助におけるその活用は減ってきている．そこで，本研究ではレジデントに教育ワークショップをシリーズで行い，プログラムを通してレジデント間の身体診察の活用を増加させるか否かを調べた研究である．このプログラム終了後，回診での身体診察の力量は有意に改善し，レジデントたちは自分達の診察技術が向上しただけではなく，その技術を教える能力も向上したと報告している．

▷ Ramani, S. (2008). Twelve tips for excellent physical examination teaching. Medical Teacher, 30(9- 10), 851- 856.

この論文の中で，Ramani は身体診察の教育における鍵となる課題について述べ，施設や教育者が質の高い身体診察の教育を促進するのに活用できる 12 の実践的な戦略を提案している．筆者は身体診察の重要性を患者医師関係や臨床診断のプロセスにおける役割に関連づけて述べている．

6 思考について考える

The wise man doesn't give the right answers; he poses the right questions.

– Claude Levi- Strauss

（賢い人とは正しい答えを出す人ではない．正しい問いを発する人である．―クロード・レヴィ・ストロース）

　ある現在の学習者は不思議がっている様子だった．彼は指導医のことを次のように語っていた．「どのようにしているのかはわからないんですけどね，彼女（指導医）は "教える" ことなく指導しているんですよ.」

　多くの学習者は，臨床でのローテーションを開始するまでに，長い月日をかけて，直接の指導や教科書を通して，教育者から必要なすべての情報を提供されている．学生は，最終試験に通るためにも，その情報を聴き，読み，記憶していくことが求められている．

　12 人の最高の指導医たちは，それぞれ異なる指導スタイルを持っている．「私は教授するというよりも対話するアプローチをしています．学習者が自己学習を進めていくよう仕向けているんですよ.」と，ある指導医は語ってくれた．また別の指導医は，「単に答えを伝えるだけではなく，課題を通して考えて動くように促しています.」とも言っていた．

　臨床教育へのチームアプローチでは，上の学年のメンバーが下の学年のメンバーの学習経験を監督し，その間に指導医は患者のケアと学習の進歩状況を評価している．また，指導医は，教育になるような機会を伺い，典型的な何らかの誤りや誤解がないか探していきながら，学習者に患者の病気に関して「how question」だけには留まらせず，「why question」も導けるようにしている．*

【＊訳注：生物学的な意味で使っているものと思われる．「how question」とは至近要因と呼ばれる直接の原因やメカニズムを探るアプローチを指し，「why question」とは究極要因と呼ばれる，さらなる根本的な原因として，なぜそのような機能を獲得し進化を遂げてきたのかを探るアプローチである．】

これは，学習者の臨床推論における分析的な要素と直観的な要素の両方を育むことを目的としており，臨床を実践するうえでの必要条件と言えるだろう．

本章では，12 人の指導医たちが思考についてどのように捉えており，教えることなしに指導しているのかについて見ていこう．学習者の疑問を発展させていき，学習者自身の思考プロセスを共有させ，チームのメンバーに生涯学習をしていきたいと思わせるための方法について探っていく．

臨床推論とは，熟練した医師が患者の問題を正確に診断し，適切な治療法を導くための方法論である．臨床推論には 2 つの主な要素がある．1 つ目の要素は，多くの患者を診療し，膨大な研究文献を読んでいく過程の中で情報が蓄積されていき，それらを統合していくことによって，医師は臨床データをパターンとして認識していくプロセスである．これにより，瞬間的・自動的な診断を可能にしてくれることがある．このプロセスは直観的かつ非分析的と言える．

2 つ目の臨床推論の主な要素は分析的なプロセスである．医師は，患者の病歴および身体所見を含むすべての情報を慎重に検討し評価していく．鑑別診断やマネジメント計画に沿って，仮説が立てられたうえで検査を行っていく．

これらの臨床推論の 2 つの要素は全く異なるものの，互いに補完する関係にある．多くの場合，分析的な要素と非分析的な要素の双方が最終的な決定に影響を与える．診断への直観的な飛躍に依存しすぎると，診断エラーにつながってしまうことが複数の研究により示されている[1]．

臨床教育では，常に臨床推論の分析的な要素の方に傾いている．学習者は，確率という観点から患者を診察し，鑑別診断を行うことに重点をおいているのである．しかし，12 人の指導医たちも含む多くの指導医は，臨床教育において臨床的なケアの直観的な側面の必要性も認めている[2]．

「インターンからレジデント*になるということは，患者の状態が悪いかどうかを判断できるようになるということです．状態が悪いところから良くなっていく過程を観察して，何千もの情報を処理し続けていく．そうすると，患者がどこかおかしいようだ，と気づけるようになる．院内急変対策チームを呼ぶこ

【*訳注：米国での「インターン」が日本で言う「初期研修医」，米国での「レジデント」は日本で言う「後期研修医」に対応する．】

とを決めるときも，それは完全な直観ではあるのですが，自分を信用しなければならないのです.」とある指導医は言った.

　別の指導医は，患者について思考を巡らすときに，自らに問いかける質問があり，それを使って指導していると言った.「どこからその質問が思い浮かんでくるのかは，私にもわからないのですよ.」と彼は続けた.「ときにはその質問は単に方向性を示すだけのものでしかないこともありますが，まあ，これは予期できないものなのです. これはなぜ？という問いは，何かに行きついてくれることもあれば，何も辿りつかないこともあるんですよ.」

　実際，学習者の理解度を探り，学習者の思考や思考プロセスを導くために，12 人の指導医たちが活用している必須のツールは，質問なのである. 質問は学びの機会を教えてくれる.

　現在の学習者が「私に質問が振られたなら，それは私に質問を振った何らかの理由があるんです. 指導医が，私がわからないような質問をわざとしているとは決して思いません. 指導医は，私の知識がどこまであるのかを分析しようとしているのだと思います. そして，質問内容は，最近私が見た患者に基づいているものなので，まるっきり唐突な質問ではないと思っています.」と言った.

　また，指導医たちが質問することは別の目的もある. 指導医たちは，学習者が学習をより受け入れやすいようにするために，わずかな不安感を抱かせようとする. この「わずかな」という点に注意してほしい. 前章で示したように，学習者のために不安感や心配を最小限に抑えられるような支持的で争いのない雰囲気のチーム環境を作り出すために，私たちの指導医たちはどんな苦労も惜しまない[3]. しかし，現状に満足してしまうことは学習の妨げとなり，質の低い患者のケアを生んでしまうことも認識している. 実際に指導医が学習にアプローチする方法についての考え方の 1 つとして，**図 6.1** に示すような学習とストレスの関係を検討することが挙げられる. この逆 U 字型の関係は，少なすぎるストレスとあまりにも多くのストレスとの中間あたりが学習には効果的であることを示している. 指導医が学習者に与えられるストレスの適度な負荷を見つけることは，まさに指導医たちが追い求めているものなのである.

　指導医たちの質問の多くは，診断と治療に関して患者がどのような結論を下したかを学習者に問うことである.「どれくらいの用量を使うの？」「その治療

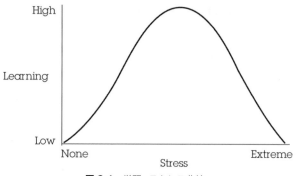

図 6.1 学習 - ストレス曲線.

をいつ再開するの？」などという単発のやりとりで十分であることが多いが，学習者に診断から治療に至る長い一連の質問を行うこともある．この過程の中で，患者の状態を学習者がどこまで理解しているのか，を決めるための探りを入れているのである．私たちの指導医たちの1人と医学生の間に，吸収不良の可能性のある患者について議論した，以下のようなやりとりがあった．

指導医：素晴らしい，よくカルシウム値が低いことを見つけましたね．では，どう対処しますか？
医学生：よくわかりません．
指導医：OK．まず他の検査を追加すべきでしょうか？
医学生：大腸内視鏡検査を繰り返してもよいかもしれません．
指導医：仮に大腸内視鏡検査で何もなかったとしましょう．上部消化管の検査をしますか？
医学生：おそらく行うと思います．
指導医：私もそう思います．患者の貧血は吸収不良に関連している可能性があります．さらに他の血液検査をすることもできますし，ビタミン補充を始めてしまうこともできます．血液検査でビタミンを測定しておく必要があるかどうかはわかりません．補充療法を始めますか？その方針でよいですか？
医学生：はい．
指導医：鉄の補充を経静脈投与で行うとしたらどの鉄剤が最もよいか薬局に問い合わせてみましょう．どれくらいの量を始めますか？
医学生：2,000 mg です．
指導医：もし患者さんの状態が悪くなりはじめたときであればそれでよいかもしれませんが，彼には足りないかもしれません．行うべきことは，

患者さんが改善し，それを維持できるようにすることです．そのような計画でよろしいですか？
医学生：はい．

　その探りの中で，12人の指導医たちは，「もしそうであるならどうしますか？」という仮定のシナリオを頻繁に使用し，学習者が自分の安心できる場所から外に出るように促している．例えば，前回のやりとりでは，「仮に大腸内視鏡検査で何もなかったとしたら？」と尋ねている．検査は，診断の正当性を確かめるために，陽性所見を期待しながらオーダーされることがよくある．この仮説的な質問によって，学習者は患者の全体的な印像に検査の陰性所見の結果が及ぼす影響について考慮させようとしている．

　仮説的な質問と並んで，指導医たちの質問は，既存の診断または治療計画の代替案を提示させるものが多く，学習者は患者を通して異なる考えを思いつくことができるようにしている．

　仮説や代替案を立て，学習者を医師として直面する可能性のある状況に置くことで，彼らは結論に疑問を持たれ，準備をする時間なしに，行動の途中で自分の考えを振り替えさせられる．このようなシナリオは，特定の患者だけではなく，学習者をより高いレベルのトピックの議論を引き起こすこともできる．

　私たちの指導医たちが時には使用する他の質問は，「質問ではない質問」と呼べるものかもしれない．それは情報を引き出すというよりは，むしろ再考を促すために尋ねられている．現在の2人の学習者が思い出してくれた例をあげよう．

最初の学習者：「ああ，そういえば彼はCTスキャンを受けていたんでしたっけ？」と，指導医は何度も言っていました．私が検査をオーダーしたかどうか，思い出していようがいまいが，あとになって再考させるように仕向けています．私は自分の仕事を再確認します．そうすることで振り返りを促してくれて，実際に患者のことをよりよく知ることができるのです．
もう一人の学習者：指導医は，CTスキャンについてと尋ねたとき，まだCTスキャンが行われていないことをすでに知っていたと思いますが，それでも「患者にCTスキャンは必要ですかね？」という質問の仕方をしていましたね．

最初の学習者：それは，私たちに「ちゃんと検査を完了していますか？」と尋ねるための指導医なりの方法なのかもしれません．指導医の口癖は，「この患者のためにやるべきことをすべてやりつくしましたか？」ですから．

指導医たちが最も課題として追及している質問形式は，古代ギリシャの哲学者，ソクラテスに信じられているソクラテス式問答法に根ざしたものである．伝説によれば，ソクラテスは，問答法を通して生徒の新しいアイデアが産まれるのを助けたと言われており，このことと，自分の母親が助産師であったことは偶然ではないと考えていた[4]．

このテクニックでは，指導者が学生に一連の関連する問いを行い，それぞれの問いは前の回答に基づいて作られ，学生の頭の中には存在していたが認知されていなかった真実が自己発見されてゆく．いわば，教えることなしに教えているのである．

12 人の指導医たちによって行われていたソクラテス式問答法は，学習者の知識レベルを決定することを意図しているものではない．指導医たちは患者を診断するだけではなく，常に学習者のことも診断している．質問がある概念から次の概念への論理的な順序で変化していくにつれ，学習者は直観的に指導医たちの質問に応答していくことができ，結論に至ることができる．目標は，学習者をより高いレベルの新しい理解に導くことである．

現在の学習者はソクラテス式問答法についての経験を教えてくれた．

彼ら（指導医）は，相手の知識がどこまで到達しているのかを判断し，頭の中に描いて，正しい道筋に導こうとしてくれます．彼らは，高いレベルの質問から始めようとはしません．そのかわり，穏やかな質問から始まり，順を追ってつながっていけるように，学習者を導くための“パンくずの跡”*1 （道標）を残そうとしてくれます．そして，最後には適切な答えにたどり着くので，よい気分でその会話を終えることができるのです．

【＊1 訳注：ヘンゼルとグレーテルの童話で，森の中に入ったときの道標としたことから由来していると思われる．】

指導医たちが常に重要と考えているのは，学習者の仕事内容の詳細よりも，むしろ学習者の思考プロセスの方にある．学習者が臨床に関わるすべての事実を記憶することはできない．学習者が習得していかなければならないのはその導き方，つまり医師が日々の課題に対処するための考え方なのだ．

「指導医は，単に事実を学習者に提供するのではなく，医学のヒューリスティックス*2や問題へのアプローチ方法，それを進めるための枠組みがあることを教えてくれました．」と現在の学習者が指導医について語った．これには，患者の状態の重要な側面をまとめ上げ，「重要なポイント，重要な決定」を特定していくという学習が含まれている．

エラーが発生すると，指導医たちは学習者の考え方のプロセスを掘り下げていく．現在の学習者は，このアプローチについて説明した．「間違った計画を提案すると，推論プロセスをたどるように求められます．そこで，私たちは間違った計画につながってしまった理解や考えを説明します．それから，指導医は私たちが理解し，考えるべきものをとてもていねいに説明してくれます．」

学習者の批判的思考は，よりよい計画が考え出された後も止めるべきではないと12人の指導医たちは主張する．学習者は自分の結論を常に考え直し，優先順位を再評価することが求められている．「昨晩を振り返ってみましょう．ほかに何ができたことはありましたか．」と指導医がよく言っているのを耳にした．指導医たちはまた，再考を促す方法のひとつとして，学習者から質問をするよう促していた．指導医たちは疑問が投げかけられることを望んでいるのだ．「学生がおのずと質問するようにうまく仕向けることができたら，学習の基礎は築けていると言えるだろう．」と大学教育の研究を行っている教授は言う5)．かつての学習者に12人の指導医のうちの一人について尋ねたとき，「いとも簡単に彼(指導医)に異を唱えることもできれば，反論することができるのです．『違う』，とか，『そうではない』とかですね．どんな考えでも，どんな反対意見でも意見を述べることができるんですよ．」と言っていた．

経験したことのない，異なる問題を抱えた患者は，絶えずやってくる．医師の知識基盤と臨床を統合するための新しい研究成果や薬物療法，治療法も，絶えず出てきている．このような課題に対処するために，医師には回診での思考

【＊2訳注：直観的な診断によって，ある程度の近似的な答えを得るための方法．】

過程を振り返ることができる能力を維持していくことが求められる.

現在の学習者は, 12 人の指導医のうちの 1 人から聞いたことを思い出して言った:

彼 (指導医) は, 絶えず積極的に学習を続けるなど, 常に鍛錬し続けなければならない, と話していました. また, 医学論文を読んで勉強することに, どれだけの情熱を注いでいつのかについても語ってくれました. 私はそのことに非常に感激しました. また, 彼は自分自身をひたむきに鍛錬しており, そのことを徹底的に楽しんでいます. それが彼のような高いレベルの医師になるための秘訣なのだと思います.

教育だけではなく, 指導医たちはまた, 意識的なのか無意識なのかはわからないが, 学習者のロールモデルとしての役割を果たしている. 次章では, 12 人の指導医たちがその責務を果たすいくつかの方法について見てゆく. 不確実性の原則と隠れたカリキュラム, 忍耐や努力, 医師であることの喜びといったトピックを見ていこう.

メインポイント

1. 指導医たちは,「なぜ」という質問を教育の機会として活用している.

2. 質問は, 思考過程を通して学習者を導くこと, 仮説的な質問を使用して知識を構築すること, ソクラテス問答法を使用することで批判的思考を育むことといった様々な目的に役立つ.

3. 学習者が自分の意思決定プロセスについて批判的に考える能力を養うことは, 指導医たちにとっての最終的な目標である.

さらに学びたい人のために

▷ Tofade, T., Elsner, J., & Haines, S. T. (2013). Best practice strategies for effective use of questions as a teaching tool. American Journal of Pharmaceutical Education, 77(7), 155.

教育のプロセスの中で質問は非常に重要であるが, 質問を効果的に使っていく方法についてほとんど知られていない. そこでこの総説では, 著者たちは質

問を分類していき，効果的な質問を創るための戦略をまとめている．質問は教育ツールとして扱う必要があり，学生をより深い洞察に導き，批判的な思考を促進させてくれる．

▷ Long, M., Blankenburg, R., & Butani, L. (2015). Questioning as a teaching tool. Pediatrics, 135(3), 406– 408.

　著者たちは，支持的な学習環境を保ちつつ，学習者の能力にあった質問を作るためのアプローチの仕方を提示している．Dreyfus and Bloom のフレームワークを使って，教育者は学習者中心の質問を作ることができ，同時に学習者に批判的な考え方を求めることができる．質問は，教育，学習，評価の貴重なツールである．

▷ Brancati, F. L. (1989). The art of pimping. Journal of the American Medical Association, 262(1), 89– 90.

　今や古典ともいうべき本稿の中で，ジョンズ・ホプキンス大学の Brancati 先生は，医学における口頭試問の技能（the art of pimping）の起源や動機付けについて概説している．口頭試問とは，指導医が学習者に一連の難しい質問を行っていく質問方法である．著者は，口頭試問の技能について明瞭に定義された5つのカテゴリーを簡単に解説している．その分類とは，1）病歴の難解な点，2）目的論と抽象論，3）極端に広範な質問，4）命名の由来，そして5）実験室での研究の技術のポイントである．著者は，正しく行われたら，口頭試問の使用は周到で知識ある学習者を生み出すだろうと結論している．

7 ロールモデル

Being a role model is the most powerful form of educating.

– John Wooden

（ロールモデルとして模範を示すことは，最も強力な教育法である．―ジョン・ウッデン）

　指導医は，ある程度は良くも悪くも，学習者のロールモデルとなる．ある調査では，医学部卒業生の90％に1人以上のロールモデルがいたことがわかっている[1]．私たちが観察した12人の最高の指導医たちは，自らの教育がもたらす非公式な側面があることを真摯に受け止めている．臨床医として，指導者として，あるいは人としての指導医の行動を，学習者は吸収していき，模倣していくことを理解している．そのため，彼らは常に自分自身を監視するようにしており，自らの規範や専門職としての規範に従って行動するよう努めている．

　「ロールモデルが持つ効果は大いに信じてますよ．」と，ある一人の指導医が私たちに語ってくれた．彼女が伝えようとしている最も重要な例は，患者のケアをすることで感じることができる明確な喜びであった．「日々の業務に追われる病院という環境の中では，患者のケアを行うことで得られる本来の職業人としての喜びが奪われてしまうようなことが度々起こります．そのような時はありきたりなんですが，あくせくせず身近な喜びを味わうほうがいいと思います．そして，みんなにもその喜びに気づいてもらえるようにしています．」と彼女は語ってくれた．

　また，他の指導医のかつての学習者は，ロールモデルを通して，いかに指導医が入院医療に関わり続けるためのやる気を引き出させてくれていたか，について説明してくれた．「私は彼女(指導医)から，いかにして入院という環境で人々とシステムの舵取りをしていくのか，そしていかにして多くの異なる職種と一緒に働いていくのかについて学ばせてもらいました．彼女は私のロールモデルでしたね．」

前章までは，私たちは 12 人の指導医たちが作り上げている協力的でチームを基盤とした環境と，その教育法について話し合ってきた．本章では，指導医たちが手本として示す個人的な資質，およびその取り組みの中で直面する課題に着目していく．指導医たちのロールモデルとしての使命の最終的なゴールは，後述する章で触れていく．

　指導医たちはチームメンバーや自分自身に対して高い期待感を持っている．ある指導医は「私は完璧主義者なので，自分自身には高い基準を課そうとしています．ただ，私にとっては一人一人の学生を正しい方向に導くこと，そして彼らがそれぞれのベストを発揮できるように手助けすることが最も重要なことなので，必ずしも私の規準に合わせる必要はないと思っています．」と言っていた．

　直接お叱りを受け，もっと頑張るように言われた学習者でさえ，その指導医は自分を守ってくれる存在であって，自分の中にある最善を引き出そうとしてくれる存在であることを“心の底”では理解していた．
　しかし，12 人の指導医たちはロールモデルとして，自分自身に対しても厳しい目を向け続けている．かつての学習者は，「私の指導医は，チームの中の誰よりも一番働いていましたね．自分自身に対する仕事の期待値を，超えるべきハードルとして設定していたようでした．」とコメントした．
　他の学習者もその指導医の仕事への取り組み方について，以下のように述べている．

　　彼は学生や研修医，そして患者といるときはとても親切で穏やかに接してくれていましたが，その裏では患者の確認，私たちの確認，薬や処方の確認などを行って，ほかの誰よりも仕事をこなしていました．そんな多忙の中でも，彼は実にのびのびとした回診をしてくれていました．こんなのたやすいね，とか，楽しんでいこう，という感じで．しかしその裏では，そう簡単にも行かないんでしょうけど．彼のくだけた雰囲気によって周りの誰もが彼を好きになり，たくさんの学びを与えてくれながら，彼は現場の様々なことを指揮してくれていました．

　慌ただしい病院という環境の中で教師あるいは臨床医として働いていると，指導医たちは何度もストレスやフラストレーションにぶち当たってしまう．しかし，そうした中でもロールモデルとしての冷静さを維持しながら対処してい

かなければならないのである．ある学習者が思い出してくれたことがある．彼の指導医は，ある担当患者の一人についてチームが行った現状報告に納得いかず，その指導医が仕事を終えられたのは午後10時になってしまった．だがそれでも，「彼(指導医)はとても心配してくれていました．」と学習者は言った．「しかし，私は彼が怒ったところを全く見たことがありません．一度たりとも，です．」

二人の学習者がある指導医について話してくれた．「彼（指導医）が冷静さを失ってしまったと感じたことはないですね．」と1人の学習者は言った．「彼は学習者を指導しなければならない場面ではわざと不機嫌さに見せていますが，それは良くないことが起こってしまった，ということを示すための1つの教育手段としてやっているにすぎないのではないのかな，と思います．」ともう一人の学習者が答えた．「確かに．私は彼がある物事によって『不機嫌(cranky)』にさせられる，と表現していたのを覚えています．彼は指導上，『不機嫌(cranky)』という言葉を，強調を加えるための手段として用いていたにすぎないのではないでしょうかね？　とはいえ，私は彼が実際に声を荒げたところを見たことは…ないですね．」

指導医の一人は患者と話している途中に，あるソーシャルワーカーから指導医の医学的な判断に疑問を投げかけられたことがあり，それに対して冷静さを失いかけたことがあった．「その後，チームの部屋に戻って，そのソーシャルワーカーと電話をしました．」と指導医は語ってくれた．「チームのみんながその電話を聞いていることも承知していました．私は確かに不機嫌ではあったのですが，プロフェッショナルな姿勢は崩しませんでした．そのことは自分自身でもちょっと誇らしく思っているんですよ．」

臨床医と教師という二足のわらじを継続していくためには，12人の指導医たちは自制心のあるストイックな側面を持ち合わせた模範とならなくてはならない．しかし，それは一朝一夕では作り上げられることはなく，長い時間をかけて作り上げられる．「私の指導医は毎朝4時に起きて，ジャーナルを読んでいます．」とある学習者は驚きと称賛とともに話してくれた．その指導医の同僚は，「彼と言えば，ストイックという言葉が常に頭に浮かんでくるぐらいだよ．」とコメントした．

指導医たちがストイックに自制心を持ち続けるための重要な要素としては，

自分自身のパフォーマンスを定期的に監視していくことである．自己管理こそが，向上を続けていくには重要であることを彼らは理解しているのだ．

　指導医たちは，医師たるものは現状に満足してはいけないことをチームに明確に伝えている．「私の指導医ほど知識がある人を見たことがないですね．ただ，彼自身は決して完璧とは思っておらず，まだまだ学び続けなければならないと思っていますね．」とある学習者は教えてくれた．指導医たちが自分のスキルを向上する方法を常に探し求めており，そのことを学習者は知っているのである．ある指導医は，文献をあさり，記事を見つけることは，自分をより良い医師・より良い教師にしてくれると私たちに話してくれた．別の指導医は，彼自身が模範としているロールモデルに追いつくために努力していると言っている．「私の人生において，"あの指導医のようになりたい"と思えるようなロールモデルに出会えたことが私の原動力になっています．今でもその背中を追いかけていますよ．」と語ってくれた．

　指導医は他の指導医から学ぶことの必要性を繰り返した．

**　今の私の指導法は5年前より改善されています．そして今から5年後にはさらに良くなっていくであろうと確信しています．私はうまくいって特に困っていないような時でも，他の誰かがより良い成果をあげているのであれば，ぜひ喜んでそれを聞いてみたいです．なぜなら，さらに良くなるよう探求を続けていきたいと思っていても，自分自身の創造力だけではどうしても限界があります．ただ，他の誰かの創造力との間で相乗効果がもたらされれば無限の広がりがあるのです．**

　別の指導医はいかにして指導能力を向上していくかについて話してくれた．彼は自分のチームに「他の指導医がどのように教えるかを見に行って，そこで学んだことを振り返り，それをどのようにして自分の指導能力を高めるのに役立てられるのかを考えよう．」と言っているという．実際に彼自身も，他の指導医もそのような努力を続けている．「私たちはみんな，ここで勤める数年間でどんどん向上していると思います．これはお互いの仕事をお互いに観察して高め合っていることが一つの理由だと思いますね．」

　指導医たちは，壮大な医学の構想に対して強い信念を持っており，その構想の一環として彼らに受け継がれてきたものを大切にしている．自己研鑽の取り

組みの背景にあるものはこのような信念なのである．このことは12人の指導医のうちの1人が語っていた言葉にも現れている．「私の仕事は私が知りうる全てをあなたに伝えてゆくことです．最終的には私を超えて行ってほしいと思っています．そしてさらには，続く後進の人たちに対しても，自分が受けたのと同じように指導をしてあげてほしいとも思っているのです．」

これこそ指導医たちが彼らのチームに対してその背中で示していることなのであろう．ある学習者は指導医について，「彼の中に，医師と言う人生における天職に対する強い熱意の姿勢を見てとることができます．指導医のそういった姿勢を目の当たりにすると，自分も彼を見習ってベストが尽せるよう頑張ろうと思えてくるんですよ．」と述べた．

教師として，そしてロールモデルとして，指導医は自分の意図に反して影響を及ぼしてしまいうる力に注意する必要がある．それは，ある論文で記述されている「病院や医学校の中に普遍的に存在する，非公式な隠れたカリキュラム」[1]についてである．隠れたカリキュラム（Hidden curriculum）とは，良くも悪くも病院の中で広く受け入れられ行われているような，あまり認知されることのない一連の価値観や行動のことをいう．実質的に，それは学習者にとって異なる種類のロールモデルを意味しており，良心ある指導医たちの努力を台無しにしてしまいうるモデルでもあるのだ．

例えば，隠れたカリキュラムによって，患者へ治療を行う際も，病院の慣習として共感を示すことより効率性を重視してしまい，医師は患者の感情的な側面に注意を払わなくなってしまうかもしれない．また，看護師をパートナーとしてではなく，下位に位置する者とみなすようになっていくかもしれない．学習者は彼らの指導医に媚びへつらうようになるかもしれない．

12人の指導医たちのチームメンバーおよびかつての学習者へのインタビューをしていると，しばしばこの隠れたカリキュラムに対して言及することがあった．人の面前で恥をかかせるような医師や，コミュニケーションを取ることが憚れるような医師もいると話してくれた．学習者は，立場の違いから最終的な決定権を振りかざされるような心配はなく，自分たちを卑下したり悪く感じさせたりはしない指導医にこそ安心を感じているのだ．

隠れたカリキュラムの代表的なものとして，診断検査などといった医学的な

介入の過剰使用の問題が挙げられる。近年，これに対処していくための，効果的なプロフェッショナルとしての取り組みが数多く出てきている。この取り組みでは年間2兆1千億ドル（約240兆円）と試算されている無駄な医療による浪費を無くすことを目指している[3]．

　私たちが指導医たちと一緒に回診をしたときも，指導医が患者の快適さと安全性を優先しながらも，"Less is more（過ぎたるは猶及ばざるが如し）"*という姿勢をとるようにしていた．ある指導医が，「他の検査は出しましたか？」とインターンに尋ねたところ，「検査は取り止めました．」という返答が返ってきた．指導医は「うん，素晴らしいですね．本当に価値のあることだけを行うようにしなさい．」とコメントした．ある別の指導医はチームに「何の目的でその患者にその手技を行おうとしているんだい？その手技によって不必要なせん妄を増やすことはあっても，癌を見つけられるかわからない．そんな手技には賛成できないね．」と言っていた．

　隠れたカリキュラムは，往々にして指導医の価値を強化するプラスの要因となりうるものであるが，時に学習者と自らの行動にマイナスの影響が生じ得ることについても認識しておく必要あるだろう．

　私たちの指導医たちは，たとえ耳が痛い真実についても学習者と共に向き合っている．例えば，医療の不確実性は，実臨床では切っても切り離せないものであることを常にチームに思い返させるようにしている．身体診察の結果はしばしば曖昧さをはらんでおり，それは検査の結果や専門医からのコンサルトも同様である．経験を積んだ医師でさえもしばしば既存の診断について異議を唱える場合があるが，誰しも来る日も来る日も同じ視点で見ることなどできないのかもしれない．画像所見やその他の検査は，不完全なコンピュータの解釈ゆえに，相反する結果をもたらすことさえある．（**図7-1**）

　ロールモデルとして，12人の指導医たちはどのようにして不確定な要素に対処しているのであろうか？指導医の1人は，1か月前に頭部の転移性腫瘍からの出血性病変と大きな肺塞栓を併発した患者について話してくれた．明確な

【＊訳注："Less is more" とは，もともとは近代建築の三大巨匠の1人であるミース・ファン・デル・ローエ (1886-1969) の言葉である．「より少ないことはより豊かなこと」という意で，シンプルな建築を求める彼の考え方が表れている．この言葉が医学において Choosing Wisely Campaign の標語となり，JAMA（米国医師会雑誌）には Less is more シリーズが連載されている．日本では「過ぎたるは猶及ばざるが如し」と同義であると言えるだろう．】

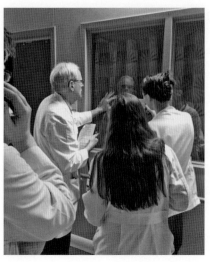

図 7.1 回診中に心電図をみる指導医とチーム

治療指針があるわけでもないため,こういった状況を乗り切るにはどのようにチームを手助けしていくのかを指導医に尋ねてみた.

「この場合,リスクとベネフィットの両方の側面について話し合うことが必要でしょう.」と彼女は言い,「そして意志決定プロセスをできる限り明確にするように努め,私たちが取り除くことができるリスクを認識しながら,患者にとって最善のプランを考え一緒に協議していくようにしています.」と教えてくれた.

学習者を議論に参加させて彼女自身の考えのプロセスを共有することによって,複雑な問題を解決する際に最も効果的な行動を合議的にとれるようにしているのだ.

私たちは12人の指導医たちが,臨床には不確実性がつきものであることを認めている姿をよく耳にした.ある一人の指導医は「ちょっとしたミステリーだね,みんな.」と口にしており,別の指導医は「時々どこにも繋がらない道に辿り着いてしまうこともあるんだよ.」とも言っていた.

どのようにして指導医たちは予測不能な事象を自らで噛み砕だこうとしているのか,現在の学習者は語ってくれた.「指導医が語ってくれる内容というは,

誰も理解できていなかったことが，次第にわかるようになり，全て解決していったという話が典型的でしょう．ただ，私の指導医が語ってくれる内容の多くはうまくいかなかった事例なのです．彼は自分らの過ちを共有することで，そこから学んでいって欲しいと思っているんです．」もちろん，ミスや過ちというものは専門家にとっては避けて通れないものであり，その心理的葛藤に対処していかなければならない．それは嘆かわしいことだが，恥じることなく，それを共有して専門家としての利益に変えていく．この指導医はこのような専門家として取るべき態度も見せてくれていたのだ．

　葛藤があるところにはリスクが伴い，リスクがあるところには悲惨な結果が伴う．指導医たちがロールモデルとして直面する最も困難な課題は，チームが治療をしていた患者さんが最悪の結果を迎えた時である．指導医は自分のチームに対してだけでなく，患者やその家族に対しても適切な振る舞いを見せる必要がある．

　悪い結果は学習者個人とチーム全体に重い感情的な負担をもたらしうる．ある現在の学習者は「私は患者とその家族に感情が揺さぶられてしまいます．そして病気で亡くなっていく患者を担当することになることも理解しています．ただ，私の指導医は，そのような状況下でもいかに対応するべきかについて手本を示してくれたので，燃え尽き症候群や疲労困憊に陥ったり，共感が欠如したりするといったような状態にはならなくて済むと思います．」と言っていた．別の指導医が最近起きたある患者の死に対してどのように対処しているのか，彼のチームに事例を挙げながら説明しているのを聞く機会があった．

指導医：もし悪い結果が生じた場合，私たちはそれを引きずってしまう傾向があるでしょう．私も多くの時間を費やして悩んできました．もちろん，私たちはその際に何が起きたのか振り返る必要はあります．しかし，自信は失ってはなりません．患者が亡くなった次の日，私のトラックの座席に腰掛けながら自らを叱咤激励していました．「また次の患者がケアを求めてやってくる．今後も自分のベストを尽くし続ける必要があるんだぞ．」とね．

医学生：今まで患者さんの葬儀に出席したことはありますか？

指導医：ありますよ．しかしそれは自分自身のためではありません．葬儀に参加することが残された家族の助けになると思ったときや，葬儀の来席を求められたときなどです．もし最悪の結果がもたらされた後

に魂がそぎ取られたように感じたのなら，すでに善い行いをしたということです．それは，患者との良い関係性を築くことができた，という証なんです．私の仕事は私たちのコミュニケーションを築き上げることで，医療者や患者間で納得が得られるようにすることなのです．

4章で触れたように，ある指導医が「ブラックユーモア」と呼んでいたような gallows humor（深刻な事態をちゃかすようなユーモア）は，院内で伝統的によく使われている対処法のひとつである．指導医とチームメンバーは，病気と死に向かい合わなくてはならない長い1日から安らぎを得るため，こうした不健全なジョークをついているのだろう．12人の指導医を観察している間，いくつかのジョークを耳にしたが，gallows humor はすべての人に対して用いられているわけではなく，特に患者に向けられることはなかった．指導医はジョークに対する聞き手の反応も観察しており，否定的な反応には敏感であった．あるかつての学習者は，良いベッドサイドマナーを持つ臨床医は「ユーモアが通じないと感じた時に，どのようにペダルを通常モードに戻すかを知っていました．」と述べていた．これは数々の経験から学んだ教訓なのであろう．指導医たちが口にするジョークの多くは控えめなものであり，状況によってユーモアを使い分けている．例えば，ある指導医は診察中に患者に舌を出すように促し，患者がそのように従ったら，「そんなにもしっかりと舌を出してくれたんですね．（「舌を出す」という動作に込められた）何かのメッセージがあるのかと思いましたよ．」と言っていた．

指導医たちはユーモアや笑いを，チーム全体を注意散漫にさせないよう，学習者を学習プロセスに取り込むための教育ツールとして活用していた．こうしたユーモアは12人の指導医たちにとって基盤となっているもの，チームを形作っているものを自然な形で表現しているようでもあった．かつての学習者がそれをどのように表現したかをここに示しておこう．

私の指導医は医師であることが好きなんです．それは彼の診療を見れば伝わってきます．彼は仕事に携わっていることが幸せなんでしょう．そう，医師というものは他人を助けることで自分も幸せにさせてくれる職業なのだと気づかせてくれるんです．

続く章では，指導医たちの患者への振る舞いについて述べていく．これは指

導医がチームに対してロールモデルとしての役割を果たしていくうえで最も重要な点と言える. 例えば, 温めた聴診器を使用することから患者の感情的なニーズへ対応していくことといった患者の信用を得ていくための工夫について言及していく.

12 人の指導医のうちの 1 人のかつての学習者は次のような言葉を残してくれた.「私の指導医は患者に対していつも親切でした. 何を説明するときも十分な時間をとるようにしていました. 彼は私がどのような医師になるべきかという目標を持つにあたって本当に助けになったと思います. なぜなら, もし実際に目にしてなければ, 実際にそれが重要なのかさえも, 理解できていなかったかもしれません. でも, 私は幸運にも目にすることができたんです.」

メインポイント

1. 指導医たちは, 一般的に学習者に求める水準よりも高い水準を自分自身に課している.

2. ロールモデルは, 教育過程において重要な役割を果たしており, それにはどのように生涯学習を続けていくのかを行動で示すこと, 困難に直面したときもプロフェッショナリズムを保つこと, さらに患者へのケアに対する感情を自分自身で調節すること, などが含まれている.

3. 学習者と患者へのユーモアは, 指導医たちの間によく見られるもので, 医師として働くことの喜びが表現されている.

さらに学びたい人のために

▷ Branch, Jr. W. T., Kern, D., Haidet, P., Weissmann, P., Gracey, C. F., Mitchell, G., & Inui, T. (2001). Teaching the human dimensions of care in clinical settings. Journal of the American Medical Association, 286(9), 1067-1074.

本稿で著者は, ヒューマニズム教育に欠けている学習の風土について述べている. ヒューマニズム教育の障壁を乗り越えるための戦略として, 次のようなものを挙げている:悪い知らせの伝え方を実演する, ロールモデルとしての行動を示す, 学習者が行ったことについてコメントや解説をする, 人道的な能力が求められる仕事に学習者を参加させることによってアクティブラーニングの技術を活用する, などである. しかし, 著者は, これらの戦略を実装していく

には，まず施設がヒューマニズムの風土を確立しなければならないと指摘している．

▷ Morden, N. E., Colla, C. H., Sequist, T. D., & Rosenthal, M. B. (2014). Choosing wisely— The politics and economics of labeling low- value services. New England Journal of Medicine, 370(7), 589- 592.

　本稿の中で，Modern とその同僚らは米国内科専門医機構（American Board of Internal Medicine Foundation） の「stewards of finite health care resources：医療資源の適正配分のための活動」によって作成された内容をまとめている．専門医の組織によって，患者の健康増進，リスクの減少，費用の節約を改善するような診療内容の変革に焦点を当てた「Top Five List：上位5つのリスト」に従って，自主的な活動が行われた．この取り組みは，Choosing Wisely キャンペーンとして広がりを見せており，臨床医たちの慣習的に行われてきた医療資源の過剰使用の問題に取り組んでいきたいという意思が表れている．

▷ Saint, S., Fowler, K. E., Krein, S. L., Flanders, S. A., Bodnar, T. W., Young, E., & Moseley, R. H. (2013). An academic hospitalist model to improve healthcare worker communication and learner education: Results from a quasi- experimental study at a Veterans Affairs Medical Center. Journal of Hospital Medicine, 8(12), 702- 710.

　Midwestern 退役軍人省に属する4つの医療団体のマルチモーダルシステムで再構成された研究で，著者らは，医療従事者のコミュニケーションや学習者の教育を改善するために様々なアプローチを試行している．著者らは以下の事柄を発見している．介入を行ったチームの指導医はより高い指導スコアを得ており，医学部3年生は shelf exam（3年生のクラークシップの間に各ローテーション終了時に受ける全国統一試験）で有意に高い得点を得ていた．このことは，コミュニケーションの改善と学習者への教育を強化は，患者の在院率や再入院率の増加させずに介入することができることを示している．

8 聖なる癒しの振る舞い

*The greatest mistake in the treatment of diseases is
that there are physicians for the body and physicians
for the soul, although the two cannot be separated..*

– Plato

（病を治療するうえでの最大の誤りは，身体を診る医師と心を
診る医師とがそれぞれ別にいることである．その両者を分け
隔てることなどできないはずなのに．―プラトン）

　近年，患者中心の医療は米国医学界にとって重要な課題となっている．例え
ば，米国医学研究所 (Institute of Medicine: IOM) は 2001 年の年次報告書で
"Crossing the Quality Chasm" を公表し，医師に個々の患者の嗜好，要求，
価値観に対して敬意を払い対応するように，またいずれの臨床上の意思決定も
患者の価値観によって導くように求めている[1]．言い換えれば，入院医療にお
ける医師中心のモデルから，患者自身の経験が医師の経験と同等以上の重要な
関心事としてみなされるようなモデルに取って代わられる必要がある，という
ことである．患者中心性に向けた運動の強力な支えとなっているのは，患者が
消費者と広く見なされるようになり，その満足度が市場において必要不可欠な
ものとなったことが理由として挙げられる．

　そのような患者中心性への関心の高まりは，以前より認められていた．例え
ば，1920 年代には著名な医師である Francis W. Peabody はいくつかの影響力
のあるエッセイや著書を残しているが，彼は当時の医学校の卒業生は患者に対
するケアよりも，疾患のメカニズムに傾倒してしまっていると批判している．
彼は以下のように記載している．

　　よい医師は自らの患者を徹底的に把握しており，その情報は多くの苦労
　を払って得られたものである．時間，共感，理解は惜しげもなく分け与え
　られなければならないが，その見返りは臨床で最も偉大な満足をもたらし
　てくれる個人の絆の中に見出だされるべきである[2]．

これと同じような献身的な姿勢は 12 人の指導医たちの重要な特徴の一つとなっている．このことはある指導医が言った次のような言葉にも反映されており，すべての医学生へのメッセージとしても役立つかもしれない．「病室は聖なる場所なんですよ．」と彼は言った．「そして，そこに立ち入ることができるのは私たちの特権なのです．そして，もし私たちがその特権を得るための努力をしなければ，私たちはそこへ立ち入ることはできません．」

本章では，指導医たちがどのようにしてその聖なる場所で患者の診療を行い，そして学習者のロールモデルとしての役割を担っているのかについて見ていく．その指導医の患者に対する振る舞いは，学習者がプロフェッショナルとしてのキャリアを築くための基盤となってくれることだろう．

私たちが目にしたある指導医の一人と患者の面会の状況は，もちろん独特な機会ではあったのだが，多くの指導医たちに共通して見受けられる点があった．その指導医は診察，医療面接に習熟しており，患者の症状と病歴を重視しながら一連の行動を決めていた．共感とユーモアを使って，母親と患者の双方と積極的につながりを持つことで，診察を容易にし，患者の家族歴についての新たな情報を得ていた．

私たちが病室に入ると，指導医は患者の母親とすぐさま会話を始めた．彼女の子供は何人いるのか，その患者が優秀な息子だったのかという質問を冗談交じりに挟みながら聞き出していた．指導医は，色素沈着のある患者の手の爪を私たちに見せてくれた．患者は「私の足の指がどんなに悪い状態なのか，皆さんおわかりなのでしょう．」と言った．指導医が彼の足を確認しようとしたとき，その患者は少し躊躇した．「ここ 10 年間，足の指は妻にも見せたことがなかったのにね．」と言ったが，結局折れてくれた．

指導医：そんなにひどくはないですよ．足が濡れやすい場所で仕事をしているのですか？
患　者：私は料理人をやっているんです．
指導医：おそらく飛び散った水のせいで足が濡れてしまうのですね．それが原因です．仕事では重いものを持ったりするのですか？
患　者：いまはもうできません．
[仕事活動についての追加の質問が行われた]
指導医 [から患者へ]：昨晩あなたのことを検討してみたのですが，消化器内科の先生方へ紹介したいと思います．

患者の母親は指導医に息子に癌があるのかを尋ねた．彼の父方・母方の双方の家族が癌に罹患していたためである．彼の息子はすでに徹底的に精査しており，いかなる癌の所見も認められておらず，指導医もそのように答えたのだが，再度消化器科にコンサルテーションを依頼したのだ．

私たちが部屋を出ていこうとしたとき，指導医が患者の母親に話しかけているのを耳にした．「息子さんのことはさぞご心配でしょうが，私たちがついていますので．」

このとき，回診チームの皆はドアの外に出ていたのだが，指導医は患者の母親に個人的な励ましの言葉をかけるためそこに残っていたのだ．

多かれ少なかれ，12人の指導医たちは，学習者にとってのロールモデルであることを認識しており，それに順じた振る舞いをしている．例えば，すべての患者に接する前後には，手指衛生の消毒液ジェルを使用するか，石鹸と流水で手を洗っており，状況によって使い分けていた．患者の創部を診察する際には手袋を着用しており，聴診器も清潔に保っていた．

指導医たちは臨床の仕事のいかなる側面においても注意を怠ることはなかった．チームが新しく撮られた心電図をリズムから順に読んでいこうとしたとき，指導医はそれを止めた．「まずはそれがこの患者のものであるかどうかを確認してみよう．心電図を一通り読み終わってから，その患者のものでなかったと判明してしまうことほど残念なことはないからね．」

指導医たちは，患者の診察はさらに入念に行っていた．彼らは診察の前に聴診器を温めておき，患者の体に直接聴診器を置くようにしていた．「毎回，正しい方法で診察していましたね．」と現在の学習者は指導医のことを振り返った．「他の指導医ならガウンや服の上から聴診しているかもしれないですが，彼女（指導医）は教えられた通りの方法を行っています．これは見習わなくてはならないことですね．」

また，身体診察をする際，指導医たちはそれぞれの固有のテクニックを持っていた．「彼にはとても独特な方法がありました．」かつての学習者が言った．「この患者が肩の痛みを訴えている原因を診断するためのアルゴリズムを辿る際に，最も大切な診察部位はどこなのかを決めるようにしていたんです．」

すべての指導医が身体診察の重要性を特に強調する一方で，指導医たちは診断や原因究明の過程では問診の手も止めることもなかった.

指導医：呼吸が苦しくはありませんか？
患　者：ありません.
指導医：これまで息切れはありましたか？
患　者：ありません.
指導医：今までたばこを吸ったことはありますか？
患　者：ありません.
指導医：他に誰かたばこを吸っている人と同居していませんでしたか？
患　者：していません.
指導医：小さい頃からずっと？
患　者：ああ，そうでした. 家族は私以外みんなたばこを吸っていましたね.

診断を突き詰めて行く過程で，指導医たちは学習者に最も可能性のある答えを探るための「優先順位をつける」ように促したり，あるいは現在の学習者に「第一印象として信じる本命（の診断）」を挙げるように促したりした. 同時に，指導医たちは，これらの本命の診断以外へも鑑別診断を広げる鋭い診断能力も持ち合わせていた.

「彼女（指導医）は他の人が重要だとは思わないような，細かな関連情報も見つけ出すんです.」と現在の学習者は彼の指導医について語った. 「もし確かな関連性があると推定できれば，その行為を行えば理解ができるでしょう. ただ，もし型どおりの思考だけに制限してしまうのならば，型どおりのものしか理解はできない. 彼女（指導医）は前者の考え方には長けていましたが，後者の考え方はしていなかったですね.」

前章で論じたように，12人の指導医たちは，自身が知らないと認めることを恥ずかしがらない. 明確な診断がついていない，あるいは適切な治療に困っている場合は，専門医へのコンサルテーションを惜しまない. しかし自動的に全例コンサルテーションをするようなこともしていない.

かつての学習者は指導医をこのように述べている. 「彼は主治医としての当事者意識と責任感を持ち合わせながらコンサルテーションをしています. 彼は『何が起こっているかは私も把握している. そして報告のためのコンサルテーションではなく，本当に必要なときにコンサルテーションするつもりだ』とい

う立場でしたね.」

　指導医たちは患者に早期の離床・歩行を促していた.「採血やCT画像を見るよりも，その方がずっと有用なんですよ.」と，かつての学習者は言った.これも指導医から教わった内容である.「患者と部屋の中を歩き，点滴棒を引いてあげ，丸裸にならないようガウンの後ろを閉じてあげ，Foleyカテーテルを引っ張らないように確認する.これを毎回行うことは簡単なことではないのですが，私の指導医はいつでもそのようにしていたんです.」

　12人の指導医たちの患者の身体の状態への注意は，確定診断がつき状態が安定している患者であっても絶えず注がれている.彼らは常に患者の状態を通して新しいものを模索し続けており，何事においても当然のこととは思い込まない.ある意味では，常に何か問題点はないかと探し続けていると言えるだろう.ある指導医は彼のチームに，糖尿病の患者が体のどの部位にインスリンの自己注射をしているのかを尋ねた.同じ部位に何回も注射し続けると，神経障害の危険性やインスリンの半減期が減少する危険があることを指摘した.

　「実は私は，何がやって来るかわからないような寒い朝に出勤するのが好きなんですよ.」と，ある指導医は話してくれた.他の11人の指導医たちの多くも同様だが，彼はチームに会う前に新患のことを調べ上げている.患者の検査値と病歴を知っておくことで回診時間の節約になる.病棟担当の研修医に求められているような多忙な環境の中では，時間は厳守しなければならない.指導医は最新の情報を手に入れているため，患者の微妙な違いをすばやく認識でき，潜在的に主訴と関連するような検査値異常にも気づくことができるのである.指導医はどの患者がより複雑な問題を抱えており，より時間がかける必要があるのかが把握できているため，朝の時間をより効果的に計画することができるのだ.

　指導医たちが詰め込むように患者の情報を得ようとする理由は，勤務時間の制限があるからである.「患者のことを知っているチームの多くが病棟から引き上げてしまう午前11時までには，患者に何が起こっているか全体像を把握しておく必要があるんです.」と，ある指導医は説明した.「そのとき残っていたチームメンバーの一人がいくら患者の情報を持っていたとしても，すべての質問と電話を対応してもらうのは不可能なんですよ.」

　指導医が患者のことを把握しておくことは，学習者にとっても良い刺激になる.「おそらく他の指導医ならば，10年前の出来事の把握は疎かになるだろうし，カルテの細部まで確認するように求めてくることもないでしょうが，私たちの指導医は常に細部まで把握しているんです.その姿をみたら，私たちも同

じようにしなくてはと駆り立てられます.」と現在の学習者は言っていた.

　患者中心の医療は，医療者と患者の双方に大きな利益をもたらしうる．伝統的に受け身である患者がケアの中で能動的になると，良いことが生じてくる．私たちの指導医たちにとって，その良いことというのはベッドサイドで見受けることができる．「病室の外でコンピュータの前で検査値に目を通していると，患者との関係性が失われてしまうでしょう.」と，ある現在の学習者は指導医の考えを振り返りながら言った．「この方は私たちが治療している一人の人間です．これらは彼女の検査値．そして，これは今の彼女の人生です．すべてが彼女のものなんです．だからこそ，彼女はディスカッションに加わるべきなんですよ.」

　医師と患者が話すとき，医師は患者の状態と治療計画について説明する．説明を受けた患者は，以前と現在の状態の詳細な情報や自分の病歴を共有してくれ，入院中や退院後の管理の助けとなる．より緊密な関係になることで，医師は患者に適切な薬を服用してもらうことができ，非生産的な行動を極力省くことができる．また指導医にとっては，患者の治療全般と研修医チームの行動について，有用なフィードバックをしてもらうように依頼することもできる．

　12人の指導医たちは，どの患者に対しても共感，尊敬を示すための様々な方法を用いて，こういった関係性を作り上げている．彼らは笑顔で病室に入り，その出会いに適した明るく優しい口調を探っていく．もしそれが最初の出会いならば，指導医たちは自己紹介を行い，患者に自分のチームを紹介していく．彼らは直ぐに患者の状況を判断し，患者は快適な状態かどうかに着目する　「日光は眩しくないですか？」ある指導医はそう患者に尋ね，進んでブラインドカーテンを閉じた．指導医たちは，いつも患者一人一人に対してアプローチを変えながら楽しい言葉のやり取りになるような方法を見つけ出している．

　「よし，わかった．ロックスター.」と指導医は患者に言った．「あなたが付けているブレスレット全部に隠されたストーリーを教えて下さいな.」その患者は笑いながら，指導医に彼のお気に入りを見せてくれた．指導医は，「馬鹿にしちゃいけないよ.」と言ってこう続けた．「私たちの人生の教訓になるかもしれないからね.」

私たちの指導医のうちの一人は米国中を旅したことがあり，しばしば会話の最初は患者の出身地を訊くところから始まる．もしかしたら，そこは今まで彼が訪れたことがある場所で，その場所の印象を共有することができるかもしれないからである．彼はまた軍にいた経験もあり，退役軍人の患者への最初の言葉は，「（軍の）どの部隊に所属していたのですか？」であった．若い患者には，ペットの名前を聞くかもしれない．高齢の患者には，「これまで最も記憶に残っている瞬間は何ですか？」と尋ねるかも知れない．ある指導医は私たちにこう話す．「あなたという人間に興味を持っているんですよ，ということを患者に示しているだけなのです．ただ，それが持つ効果はすぐにわかるでしょう．良い医師になるためのステップと言えるでしょう．」

患者の緊張を解きほぐすために，私たちの指導医たちはしばしばユーモアを使う．自分自身，あるいはチームメンバーを笑いの種に使ったりするのだ．ある指導医は患者を向いてこう言った．「この男性はここにやって来たときは具合が悪くてね．彼は本当に弱々しかったんだ．インターンの誰かさんのようにね．」その他では指導医たちのユーモアは，特に患者に対する場合は穏やかなものにする傾向があった．ある患者が「（回診が遅くて）あなたは来てくれないと思った．」と言ったときは指導医が「私達は具合のよくない人から順に診るものなんですよ．」と答えていた．

指導医たちが使う典型的なユーモアは，偶発的なものであり，状況に応じたものにしている．ある指導医は，ベッド柵やマットレスを動かすのに手こずってしまい，不満をもらしながら，「うーん，このベッドはまるでハエトリグサ*1のようですね．」と言っていた．かつての学習者はアメリカンフットボールのプレーオフ期間中の回診のことを思い出してくれた．「どの患者さんに対しても，その指導医は『チャンネルを変えていいですか？ Texans*2が試合しているです．わかるでしょう．アメリカンフットボールですよ！』と言っていました．たとえ患者がスペイン語圏の人であってもです．そして本当にチャンネルを変えてしまうと，患者たちは笑い始めたものでしたね．」

身体診察の間，指導医たちはその過程ができるだけ不快感がなく，恥ずかしいことがないように努めていた．彼らの診察の技術は徹底されているが，穏や

【＊1訳注：北米原産の食虫植物．】

【＊2訳注：アメリカンフットボールのヒューストン・テキサンズ Houston Texans のこと．】

かで教育的でもある．私たちはある指導医のベットサイドでの言葉を小耳にはさんだ．「私たちのうち数名が今朝聴診に伺います．私は反対側にいます．つまりあなたの両側には私たちのうちの誰かがいることになります…（頚静脈を観察するため）ちょっと頭を横に向けていただけますか？あなたの首を観察したいのです…．これは燃料計のようなものでして，あなたの体の水分量が満タンなのか空なのかを知らせてくれます．」ベッドの周囲のカーテンはプライバシー保護のために引かれており，診察が終わるときにはガウンの後ろを留めてあげる．指導医たちは多くの場合，とりわけ診察の終わりには優しく触れるようにしている．

　指導医たちの共感は，患者にひどい痛みに苦しんでいるときに最も顕著になる．例えば，ある指導医は追加の鎮痛薬を依頼している間，患者のそばでゆっくり深呼吸をするように促しながらその腕をさすり，「そんなに痛みがあるのにごめんなさいね．」と何度も言っていた．離れるときも，その指導医は新しい鎮痛薬が投与されるまでの間，インターンに患者のそばにいるように頼んでいた．

　チームが部屋を立ち去るときは，12人の指導医たちはすべからく気を配るようにしている．ある指導医は「その病室に入った時の状態になっているか確認するようにしてね．入ったときに部屋の電気が消されていたのなら，出るときは電気を消す．ベッド柵に気を配る．テレビのボリュームを調整する．」また指導医たちは「お会いできてよかったです．」とか「よい一日をお過ごし下さい．」といった明るい陽気な別れの挨拶をするようにしている．

　患者中心性の取り組みの一環として，私たちの指導医たちは患者には絶えず最新の情報を伝えるようにしている．例えば，身体診察の後には，指導医は得られた所見について所かまわず専門的な話をすることを患者に断った上で，話合いが終わるとその内容を素人でも分かる言葉で平たく言い直して伝えるようにしていた．また，診断，治療の計画に関しての患者の理解度を確認するために，指導医は度々患者に「私達が何をするか教えてくれますか？」とか「私たちの治療プランを話してくれますか？」と聞いていた*．

【＊訳注：Teach-back communication という，教えられた側が教えた側に内容を説明することで理解度を確認するコミュニケーション技法．】

8. 聖なる癒しの振る舞い　　　　　　　　　　　　　　　　　87

　次の会話を通して，ある一人の指導医は患者とその妻に，下肢から肺に飛ぶ血栓の予防方法についての説明を行った．

　指導医：バドミントンはされますか？
　妻　　：はい，します
　指導医：私もです．対戦したら勝つのはきっと私です（冗談交じりで）．バトミントンのシャトルコック（羽）はご存知でしょう？　ええ，私たちが考えているその手技ですが，ちょうどシャトルコックのような網で，体内で血栓をすべて捕まえてくれます．それをすることでこの [肺塞栓症] のような状況が再発することを防がれるので，彼の具合はよくなってくれるでしょう．ただ，彼は生涯ワーファリンを飲み続けなければならないです．*あとは複合格闘技をやったり，頭に向かって皿を投げつけたりしてもいけませんね．彼に対して腹が立ったときは，膝下にのみのキックが許されます．

[指導医との会話は，同じ血栓性疾患と診断された別の家族について尋ねることで続く．指導医はその疾患が遺伝性疾患であることから，その家族の子供たちの小児科医と相談することを勧めた]

　この会話は，指導医が患者に対して情報を共有しておこうという考えが表れているだけではなく，ユーモアの活用や患者の家族への配慮といった彼の患者中心のアプローチという他の要素も現れている．実際，12 人の指導医たちは家族に患者の最新の病状と予後を伝えることに尽力していた．「彼 (指導医) はいつもその日に実施したことや今後の治療計画を伝えるために，家族面談を開くか，患者の妻に電話を入れるようにしていました．」とかつての学習者は指導医のことを思い返していた．

　私たちの指導医たちは患者の外来のかかりつけ医とも連絡をとり，病院に患者が入院していることを伝え，主な進展について逐次報告していた．

　指導医たちが患者と話しているときは，しばしば膝をついたり，あるいは椅子に座ったりして目線を合わすようにしている（**図 8.1**）．「患者を見下ろすよりも，このようにしたほうが患者とより良い関係性を築けていることが感じ

───────────────────────────────
【＊訳注：抗凝固療法ができない，あるいは禁忌になる患者に対しては，ワーファリンを中止することもある．】

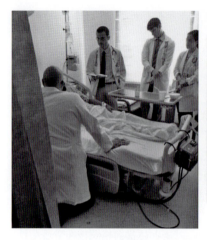 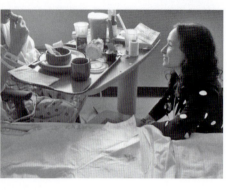

図 8.1 患者のベッドサイドで膝をつく指導医

とれると思います.」とある指導医は言った.彼女はこのように続けた.「気分がすぐれないときに誰かが頭上から話しかけてくると,誰でも恐ろしい威圧感を感じてしまうでしょう.」

別の指導医は,ベッドサイドで膝をつくことで患者にあるメッセージを送っているのだと話す.「膝をつくのは落ち着かないと思うでしょう？そのとおりなんです！ちょっと痛いんですよね.」そのメッセージのポイントとは？「患者に思い出してもらうんですよ.私たちは患者に威張ったりはしないことをね.」と言った.「ここは彼らのための場所なんだ,ということをね.」

患者と会話する間は,指導医たちは穏やかにゆっくりと話すようにしている.そして彼らは根気強く,注意深く耳を傾けていた.かつての学習者は指導医を次のように述べている.「患者が意味のないことばかりひたすら話してくるようなときでも,座りながら患者が話している内容すべてを聞くようにしていました.」

医師は,患者を傾聴することで多くのことを学ぶことができる.病歴や家族歴を聴取することは,現在の健康状態や治療を新たな観点から見直すという側面があることを学び取ることができる.医師はまた,患者の持っている性格についての情報を手に入れることもでき,それは気難しい患者を対応する際にも

役立つ．次の会話には，ある指導医が開胸手術を終えたものの鎮痛薬の内服を拒否している患者を対応する際に，手に入れた情報をどのように活用しているかが表れている．「あなたは胸骨に鋸を当てられたんです．もし鎮痛薬を欲しがっても，決してあなたが根性なしというわけではありません．鎮痛薬を使うことでリハビリテーションも進みやすくなりますよ．」と説明し，その患者は鎮痛薬を使用することに同意してくれたのである．

患者の生活に関する詳細な情報もまた，退院と外来に向けた計画を立てる際に非常に重要になってくる．現在の学習者は次のように話してくれた．「私たちは非常に具合のよくない患者を受け持っていました．指導医はその患者の妻が同じ街の他の施設に入院していることをすでに把握していて，患者が退院したときに生じてしまう問題をすぐに認識していました．誰が彼の面倒を見ていくのか？という問題です．それで，私たちは問題を解決するためソーシャルワーカーとケアマネジャーに連絡し[他の施設のソーシャルワーカー]と話をつけてもらうようにしました．」

私たちの指導医たちは，患者が入院してきた時点から退院についても考え始めている．現在の学習者は，指導医が早い時期から外来に焦点を置いていた様子を述べてくれた．「彼女(指導医)は，『あら，ところでこの患者が退院するときには，何と，何と，何を準備する必要があるでしょう？今からそれを始めていくほうがよいでしょう．』というような感じで逆算して計画を立てているようでしたね．」

指導医たちの外来に向けた配慮は，医学的ケアだけでなく患者の経済的な問題にも向けられている．私たちはある指導医が次のようにチームに話しているのを耳にした．「昨日の緩和ケアに関する話し合いの目的は何でしたか？　患者の医療保険を見直すことでしたね．彼女の保健はMedicaid *なので，緩和ケアの上限額に影響があるかもしれませんね[彼女の対象は]…．」

インタビューの間，私たちは現在の学習者からロールモデルとしての指導医のこと，指導医が患者との間に作り上げる特別な関係性について話し合った．「私の経験上，患者自身は適切に治療されたかどうかを，実のところ理解でき

【＊訳注：米国の公的医療保険の一つ．米国では基本的には個人が民間保険に加入して，医療費を給付する形を取っているが，医療保険に介入できない低所得者・身体障害者に対して作られている．】

ていないと思います.」と学習者は言った.「患者たちはこの薬がその薬と比較
してどういった理由で良いのかについてまでは理解できていないでしょう. 確
かに, 私の指導医は患者を医学的に最高の状態で管理していました. ただ, そ
う多いことではありませんが, 彼はまた患者の感情的なニーズも満たしていた
という意味においては, 伝統的な医師が持つ医学的な視点だけに留まっていな
かったとも言えます. これは私が本当に習得したいと思っていることのひとつ
ですね.」

　本書はこれまで, 12 人の最高の指導医たちの観察からわかったことをまと
めてきた. 読者の皆さんが, 指導医たちの優れた足跡を辿りたいと感じてくれ
ると信じている. 次章は最終章になるが, 私たちは今までとは異なる方法をとっ
ており, 重要な発見を推奨という形でまとめることにした. 私たちは, 読者の
諸君が, 指導医としてのキャリアを発展させていくうえで大切な事柄を, 推奨
というよりわかりやすい形でさらに理解を深めていってほしい.

メインポイント

1. 指導医たちは, 患者に対して敬意, 共感, そして理解をもって診療にあたっ
   ていた. たとえその患者との出会いが短いものであっても, 指導医は患者
   を知り, 信頼関係を築くことを優先していた. この関係を発展させること
   は, チームが院内外の患者ケアを計画するための手助けとなっていた.

2. 指導医たちは, 患者に対して, 彼らが何を考えていて, どのように治療を
   行っていくのかについて, わかりやすい平易な言葉で時間をかけて説明す
   るようにしていた. また, 彼らはしばしば患者の話を聞くときは目線が同
   じ高さになるように座ったり, 膝をついたりしていた.

3. 指導医たちは再入院を回避するため, 患者が最初に運ばれるきっかけと
   なった出来事だけではなく, その先の患者がまだ入院している段階から対
   応可能な問題点を見据えるようにしていた.

さらに学びたい人のために

▷ Mullan, F. (2001). A founder of quality assessment encounters a troubled system
firsthand. Health Affairs, 20(1), 137- 141.
　　この記事の中で, 医師であり, 学者であり, さらに詩人でもある Avedis

Donabedian *が，亡くなる直前にインタビューを受けている．話題は Donabedian が自ら患者になることの振り返り，自分が受けた医療の質についての自らの気持ち，そして自分のケアの日々の管理についての信頼感についてなどの話にも及んでいる．近年急速に進行する医療の商業化について感想を聞かれた際，Donabedian は次のように答えている．「結局，究極の質とは愛です．汝の患者を愛しなさい，汝の職業を愛しなさい，そして神を愛しなさい．愛があれば，システムを顧みて改善していくことができるのです．」

▷ Peabody, F. W. (1927). The care of the patient. Journal of the American Medical Association, 88(12), 877- 882.

このエッセイで，Peabody は，医学校でのトレーニングに当てられた時間だけでは医師として習熟した臨床家にはなれないと主張している．彼は，医学とは取り引きとして学習されるものではなく，参画する専門職であることを強調している．つまり，継続的な学習と患者ケアの長い経験が必要となる専門職であると述べている．Peabody は，3つの主な話題を提供している．ケアの個別化の重要性，入院は非人間的な経験となるという認識の喚起，そして診断できない症状を持つ患者のケアについてである．

▷ Hartzband, P., & Groopman, J. (2009). Keeping the patient in the equation—Humanism and health care reform. New England Journal of Medicine, 361(6), 554-555.

本稿で，著者らは最近起きてきた2つの動き，医療ヒューマニズムとエビデンスに基づく医療について論じている．両者とも患者ケアを改善することを目的としているが，その達成のためのアプローチは異なっている．ヒューマニズムは，患者を人間として理解し，個人の価値観，目標，嗜好に焦点を当てているのに対して，エビデンスに基づく医療は，手技や治療を標準化するためにデータや臨床ガイドラインを活用していくという，医学をより強固な科学的基盤の上に置くことを目的としている．著者らは，これらの2つの動きが直面する障壁を指摘しており，両者が対立するのでなく，どうすれば融合できるかについて言及している．

―――――――――――――――――――――――――――――――――――
【 * 訳 注：Avedis Donabedian(1919-2000)：医 療 の 質 を Structure, Process, Outcome という3つの評価軸に分けた Donabedian model を確立したことで有名.】

9 すべてをまとめよう

He who studies medicine without books sails an uncharted sea, but he who studies medicine without patients does not go to sea at al.

– William Osler

（医学書を読まずに医学を学ぶのは海図を持たずに航海するようなものであり，患者を診ずに医学を学ぼうとするのは海へも乗り出さないようなものである．―ウィリアム・オスラー）

　指導医は常に重い責任を抱えている．多くの場合，指導医は学習者の臨床技能や知識の質に対して責任を抱えていると同時に，次なる世代の患者が提供される医療レベルに対しても責任も抱えている．しかし現在，指導医は未だかつてない試練に直面することとなっている．

　学習者の労働時間の制限のために，指導医はチームと共に過ごす時間が短縮されてきている．患者の在院期間がさらに短くなったため，実質的に患者層は調子の悪い人が増えてきているにも関わらず，指導医や学習者が個々の患者と過ごす時間は短くなっているのである．その一方で，指導医は医師中心の医療から患者中心の医療へという医療機関の劇的な変化に適応していかなければならない．

　私たちが 12 人の最高の指導医たちに行った調査は，今日の指導医が置かれている新たな困難な状況に対応していくための一助となることを目的としていた．これらの卓越した指導医たちが使っている教育方法や診療方法を詳細かつ多面的に記述することで，内科医および研修中の医師に実際的なアドバイスの発見につながると私たちは考えた．

　この最終章では，アドバイスをまとめて再掲しており，12 人の指導医たちの多くが持っている重要な戦略と実践を網羅している．

チームを支援する環境を構築するために

　指導医として，あなたは自らのチームに高い基準を設定し，チームメンバーにそれが可能であることを約束しなければならない．しかし常に教育の基準に沿わなくてはならないという緊張感は，合理的な考え方や学習プロセスには役立たない．あなたが一緒にいるときには，テーブル回診や，特に患者回診においては，チームは安心と心地よさを感じられるようにする．あなたが一緒にいないときでも，もし患者のことに関して懸念がある場合は電話で相談にのってあげることで，安心と心地よさを感じてもらうようにする．最大限に学習するために，チームの雰囲気は競争的というよりも信頼と協調的なものにしていく．これらの目標を達成するための方法をいくつか挙げていこう．

□ **個人的な関係性を構築しよう．**
　チームのメンバーの今まで経験してきたことを尋ねてみたり，逆にあなたの今までの経験を語ったりすることによってお互いを理解していくようにしよう．彼らには名前（first names）で語りかけてみよう．そして，雰囲気を明るくするユーモアを使って回診をもっと打ち解けた，楽しいものにしよう．自虐的なユーモアは特に効果的である．あなた個人との関係性をチームメンバーが快適に感じてくれるのならば，回診の際にも安心と快適を感じながら臨んでくれることだろう．

□ **ポジティブな相互交流を続けていこう．**
　学習者の考えに注意深く耳を傾けて，ていねいに返答すること（**図9.1**）．フィードバックは必要であるが，学習者には気まずい思いをさせないように努め，原則として批判的な言葉は内密に伝えられるべきである．チームメンバーがプレゼンテーションしている間は，それをさえぎらないようにしよう．学習者が犯した過ちは，自らの教育過程において重要な要素なのだ，と捉えられるようにするべきであり，これはあなた自身の過去の失敗談を用いて教えることが手助けとなる．そうすることで，学習者にはあなたが教えたいことを示すことができ，また臨床医学には不確実性とエラーがつきものであることを伝えることもできる．

□ **自分の教育法を修正してみよう．**
　チームのメンバーの経験や学習レベルは様々である．あなたはこれらの違いを認識し，適宜，教育法を修正していく必要がある．チームメンバーに答えら

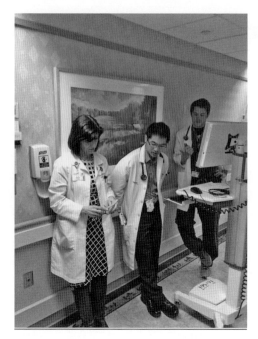

図 9.1 指導医は学習者のプレゼンテーションを注意深く聞いている.

れないと思うような質問はしないようにし,彼らがやり遂げることができ学べる仕事を割り当てるようにしよう.

☐ 学習者になろう.

　チームのメンバーには,1人の医師,そしてロールモデルとして,あなたの生涯学習を続けていく姿勢を理解してもらうべきである.また,自分自身をチームの"リーダー"ではなく,チームの"メンバー"として位置づけるようにしよう(指導医たちの多くは,チームを運営しているのはあくまでシニアレジデントであることを明確にしていた).チームのメンバーには自由に質問したり,あなたの知見に異を唱えたりすることができることをはっきりと伝えておこう.なぜなら,そういった疑問こそが新たな学習につながっていくからである.もしあなたが自分の知らないことが出てきたら,知らないことを認め,どうやってそれを調べていくのかを共有していこう.

チーム基盤型の学習を提供するために

　チームに患者ケアを担当させるときには，あなたがいつでも助けたり守ったりする心づもりでいることをはっきり示してあげよう．複数の仮説や代替案を立てて，それを確かめるためにも，あらゆる診断や治療計画に疑問を投げかけるようにしよう．理想的には，学習者は推定した診断を一定の負荷を受けながら確かめていくことの重要性を理解し，患者にケアを提供する際は「レーガン・ドクトリン」のような体制*を期待しながら，あなたと一緒の時間を減らしていくようにする．つまり，信頼して任せていくが検証は怠らない，という形をとるのである．

□ チームの思考過程に焦点を当てよう．

　暗記事項ばかり詰め込んだレクチャーを行うのではなく，メンバーにはいくつかのキーポイントについてディスカッションをさせるようにしよう．単に答えを与えるのではなく，どうやってその結論に到達したかを段階的に説明するようにしていく．ソクラテス式問答法を活用して，彼らの物事への理解度を探りながら最良の回答へ導くように指導しよう．

□ あなたの思考過程を共有してあげよう．

　患者の診断や治療を決定する際には，あなたの推論過程をチームに説明してあげるようにしよう．チームのメンバーには，経験を積んだ医師がどのようにその課題に取り組んでおり，独自の分析の枠組みを作り上げているのかを学ぶように促そう．

□ チームの範囲を広げよう．

　チームの話し合いには同僚の医療従事者にも参加してもらい，彼らの意見を十分に尊重し，患者のケアの計画における彼らが持っている考えと方向性を探るようにしよう．特に，看護師は受け持ち患者に関する独自の観察や気づきを教えてくれたりする．薬剤師やソーシャルワーカーも大いに貢献してくれる．このような専門職が患者ケアに与える価値を説明してあげよう．

【＊訳注：直接的な介入を行うのではなく，物資など間接的な支援を中心に行った米国レーガン大統領の外交戦略に例えている．】

患者中心の教育を提供するために

あなたが行う最も重要な教育はベッドサイドで行われている．チームのロールモデルとして，あなた自身が安全な患者ケアの基準を決めていることを自覚しておく必要があるだろう．これには，患者の診察の前後では手を洗い，聴診器で呼吸音や心音を聞くときにはガウンの上からではなく皮膚の上から直接聴診する，といったようなことも含まれる．また足の診察をした後は，患者の靴下を元に戻す，というようなことも求められるだろう．これらは，医師および教師としてのあなたの役割に熱意を持って取り組んでいることを意味している．

□ 自分の患者を把握しておこう．

あなたはチームと一緒に回診に向かう前に，各患者(少なくとも最も重症の患者)の診療記録は把握しておくべきである．そうすることで，回診中に生ずる重要な指導のポイントを把握でき，どのような補助的な論文を提供するべきなのかも把握できる．また，チームが間違えやすい点に気付くこともでき，教育の絶好の機会にすることもできる．あなたが事前情報を把握しておくことで，回診のスピードが早まり，チームのメンバーの時間管理にも役立ってくれる．そして何より，ベッドサイドで学ぶ教訓はというのは記憶に残りやすい．

□ 患者との信頼関係を構築しよう．

患者があなたに好感を持って信頼してくれるようになると，必要な情報を提供してもらうときや身体診察をするときにより協力的になってくれる．彼らには名前で挨拶し，ジョークや世間話でリラックスさせる．彼らとその家族を話し合いに参加してもらいながら，複雑な医学的な内容を説明し，彼らの話を注意深く聞き，目線を合わせた高さになるように座る．診察の際に体位変換を手伝い，患者が遠慮していることに気付き，彼らの不快感には共感するなどをして親切な対応を心がけるようにしよう．触ってあげたり，ほほえんだり，少し謙虚さを見せることが効果的なことがある．

□ 患者の将来について計画しよう．

患者が病棟に入院したときから，あなたのチームは患者の退院のことに関して考え始めるようにしよう．患者さんはどのような保険に加入しており，その保険はうまく機能しているのか？　どのようにして病院から家まで移送するの

か？ 自宅で介護できる人はいるのか？ チームメンバーは電話で連絡を取っておいたほうがよいのか？ チームメンバーには，患者が自分の家族だったら，と思って治療にあたるよう指導しよう．

最後に

臨床教育者は，医療システムにおいて重要な役割を果たしている．偉大な指導医になることは，医学的な知識を伝えていくだけでなく，今日の医療の環境における一人前の臨床医としての手本になるということでもある．最後に，医師と教師の双方を担う役割をどのように捉えているのか，本研究に参加してくれた指導医の言葉を引用して本書を締めくくろう．

あなたが教師であることを愛して止まないという熱意を，公言せずとも学習者に伝えていく必要があるのでしょう．それは疑いようもなく明らかなぐらいにね．学習者にはあなたがある"工芸"を大切にしていることが伝わるといいでしょうね．医師である，という工芸をね．

さらに学びたい人のために

▷ Wiese, J.(2010) Teaching in the Hospital. Philadelphia, PA: ACP Press

12人の指導医のうちの一人が編集したこの有用な本の中で，著者は病院に従事している教育者に対して，効果的な臨床教育を提供するためのツールおよびテクニックを提供してくれている．各章では，教育の様々な側面に焦点を当て，次のようなトピックスを提示しており，期待や責任感を確立して伝えていく方法，患者ケアを補完する教育を施すような回診を行う方法，図解，類推法，ネモニクス，およびその他の仕掛けを使って学習を強化していく方法，学習者に臨床推論の科学を指導する方法などがある．臨床上のプロブレムに基づいた教育スクリプトも掲載されている．

▷ Ludmerer,K.M.(2014) Let Me Heal: The Opportunity to Preserve Excellence in American Medicine. New York :Oxford University Press.

文筆家であり，医師であり，歴史家である Kenneth Ludmerer は，米国における卒後医学教育の包括的な歴史をその発端から今日に至るまでを解説して

いる．著者は卒後医学教育が内的および外的な力に反応してどのように変化してきたかを示している．Ludmerer は，専門職の中にある力にこそ，医療者教育の改善，ひいては患者ケアを改善する機会をとらえることができるとしている．

▷ Irby, D.M. (1995). Teaching and learning in ambulatory care settings: A thematic review of the literature. Academic Medicine, 70(10), 898-931.

著者は，一般外来における教育と学習のトピックに関する研究論文 (1980 ～ 1994 年) をレビューした．レビューした研究は，外来診療でできる教育には限界があることを示唆している．症例のディスカッションができる時間は短く，教育はほとんどできず，指導医からのフィードバックも得られていなかった．著者は，外来ケアの場で学習を促進するためのいくつかの戦略を推奨している，たとえばファカルティとの連携を深めること，共同学習および自主学習を奨励すること，評価およびフィードバック手順を強化することなどが挙げられる．

APPENDIX: THE 12 ATTENDINGS
付録：12人の指導医

GURPREET DHALIWAL, MD

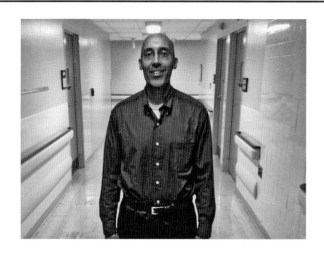

　Gurpreet Dhaliwal, MD は，臨床医の教育者でありカリフォルニア大学サンフランシスコ医科学校（UCSF）の内科教授です．

　彼はサンフランシスコ VA メディカルセンターの内科クラークシップの責任者であり，そこで医学生とレジデントに対し救急部門において，緊急治療クリニック，入院患者病棟，外来患者クリニック，モーニングレポートなどを教育しています．

　彼の学問的関心は，診断推論や臨床的問題解決の基礎をなす認知プロセスおよび診断的専門性の研究です．

　彼は数々の教育賞を受賞しており，中には UCSF で優れた教育者としてのカイザー賞や，ナショナルアルファ・オメガ・アルファ・ロバート J. グレーザー教育賞などがあります．

　Dr. Dhaliwal は，2012 年のニューヨークタイムズ誌で「いま最も卓越した臨床診断学者の 1 人」として掲載されました．

　Dr. Dhaliwal はノースウェスタン医科大学に通い，UCSF ではレジデントおよびチーフメディカルレジデントでした．

JEANNE FARNAN, MD, MHPE

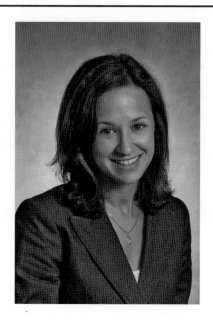

　Jeanne Farnan, MD, MHPE は, シカゴ大学プリッカー医科学校の医学准教授かつカリキュラム評価及び発展のための副責任者です.
　Dr. Farnan はまた, 臨床能力教育の責任者でありクリニカル・パフォーマンス・センターの医学責任者でもあります.
　彼女はシカゴ大学で臨床前教育者オブ・ザ・イヤー賞を受賞しており, 医学プロフェッショナリズムと教育に関して多くの著作があります.
　Dr. Farnan はシカゴ大学プリッツカー医科学校にて医学博士を取得しており, シカゴ大学のレジデントでした.
　彼女は, シカゴのイリノイ大学より, Masters of Health Professions Education (MHPE) を授与されました.

SARAH HARTLEY, MD

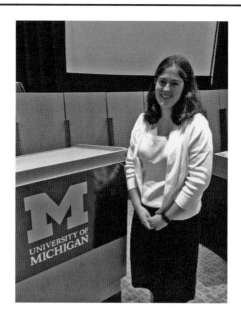

　Sarah Hartley, MD は，ミシガン大学の内科レジデントプログラム准責任者，内科准教授でありホスピタリストです．

　彼女はミシガン大学において，医学生及びレジデントより教育者賞を受けており，その中にはレジデントに対する秀逸した教育者としてマーヴィン・ポラード賞も含まれています．

　Dr. Hartley はウェイン州医科大学にて医学博士を取得しており，そこでレジデント及びチーフメディカルレジデントとして勤務していました．

ROBERT HIRSCHTICK, MD

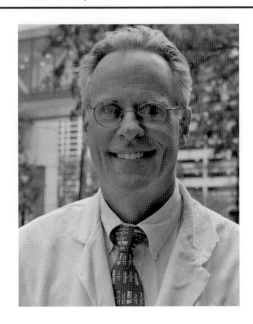

　Robert Hirschtick, MD は，ノースウェスタン大学ファインバーグ医科学校の医学准教授であり，シカゴのジェシー・ブラウン VA 医療センターの医療事務部門の責任者です．

　彼は，秀逸した臨床教育者賞，ロバート J. ウィンター臨床教育者賞，ジョージ ユーストの秀逸した臨床教育者賞，栄誉の殿堂教育者賞など数々の賞を獲得してきました．

　彼は，米国医師会雑誌（the Journal of the American Medical Association）のエッセイ欄「私の意見 "A Piece of My Mind"」に頻繁に寄稿しています．

　Dr. Hirschtick はイリノイ医科大学より医学博士を授与されており，エヴァンストン病院／ノースウェスタンでレジデンシーを終えました．

DANIEL P. HUNT, MD

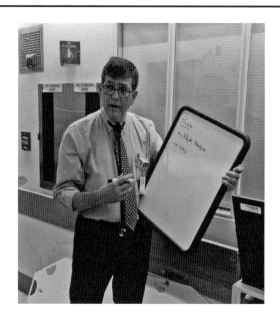

　Daniel P. Hunt, MD は, エモリー大学の病院医療事業本部長かつ医学教授です.
　彼は 35 を越える主要な教育者賞を受賞しており, その中にはマサチューセッツ総合病院より優秀な臨床教育者に対するアルフレッドクレーンズ賞, ハーバード医科大学の最優秀臨床インストラクター賞, ホスピタリスト医療学会の優秀教育者賞などが含まれます.
　Dr. Hunt は New England Journal of Medicine で発行される 5 つの「臨床病理学的ケースカンファレンス」における主要な討論者であり, 国内カンファレンスでは診断不明のケース討論者として従事してきました.
　Dr. Hunt はヴァンダービルト大学にて医学博士を取得しており, そこで内科レジデンシーを修了していますが, 3 年目はベイラー医科大学で学びました.

ROBERT MAYCOCK, MD

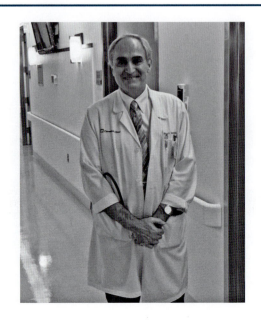

　Robert Mayock, MD はクリーブランドクリニックで入院患者医療教育サービス部門の臨床医をしています．彼はクリーブランドクリニックで医学教育者オブザイヤーを5回受賞しており，その臨床医療に対する献身的な姿勢からブルースハバード・スチュアート・フェローシップ賞など数々の教育者賞を獲得しています．
　Dr. Mayock はケースウエスタンリザーブ大学から医学博士を授与されており，インディアナ大学メディカルセンターでレジデンシーを行いました．

BENJAMIN MBA, MBBS, MRCP

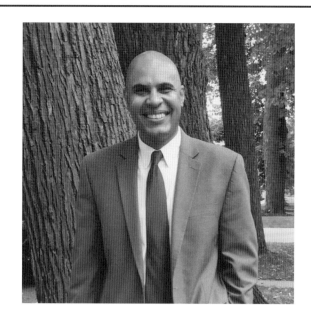

　Benjamin Mba, MBBS, MRCP（英国）はシカゴクック地域のジョン H. ストローガー Jr. 病院（前身はクック地域病院）において，ファカルティーディベロップメントに関する医学准教授であり，内科レジデンシープログラムの準責任者です．

　彼はまた，ラッシュ大学医療センターの准教授でもあります．

　Dr. Mba はストローガー病院の医療部門より内科医学教育者としてウイリアム・オスラー賞を3回受賞しており，さらに入院患者医療教育およびチームリーダーシップに関する病院医療部門クッカー賞を4回，病院部門において医学生教育者賞を2回受賞しています．

　Dr. Mba は，ナイジェリアの医科大学を卒業しました．彼は米国に移住する前にまず，英国で内科レジデンシープログラムを修了しています．彼はシカゴクック地域病院で2回目の医学レジデンシープログラムを修了し，そこではまたチーフメディカルレジデントとして勤務していました．

STEVEN MCGEE, MD

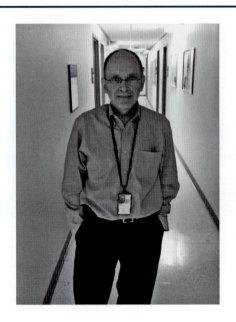

　Steven McGee, MD は，シアトルのワシントン大学において医学教授であり，シアトル VA 医療センターの内科スタッフです．

　彼は数々の教育者賞を受賞しており，中にはマーヴィン・テュルクの秀逸した教育者賞，永続優秀教育者賞，マーガレット・アンダーソン賞，2 回のアテンディング・オブ・ザ・イヤー賞，ポール・ビーソン教育者賞，国家的アルファ・オメガ・アルファ認定教育者賞などが含まれます．

　彼はベッドサイド回診及びエビデンスに基づく診断学に関して膨大な著書があり，中には高い称賛を得ている本，「エビデンスに基づく内科診断学」も含まれます．

　Dr. McGee はセントルイスのワシントン医科大学の卒業生であり，シアトルのワシントン医科大学でインターンシップ，レジデンシー，チーフレジデンシー，感染症科フォローシップを修了しました．

E. LEE POYTHRESS, MD

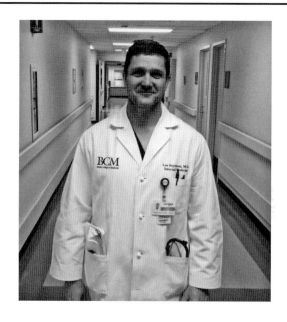

　E. Lee Poythress, MD は，ヒューストンのベイラー医科大学の医学准教授です．彼は，ベイラー医科大学において内科学部門の秀逸したファカルティー教育者賞を6回，さらに医科大学における秀逸したファカルティー賞を2回など数々の教育者賞を受賞しています．2016年には，ベイラー医科大学の「教育者の栄誉殿堂」に招かれました．

　Dr. Poythress は，ヴァージニア医科大学より医学博士を授与されました．彼は，内科レジデンシーおよび老年医学フェローシップをベイラー医科大学で修了しました．

CHRISTINE SEIBERT, MD

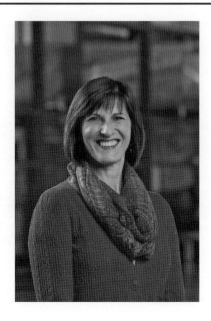

　Christine Seibert, MD は，ウィスコンシン医科公衆衛生大学において医学教授であり，かつ医学生教育及びサービスの準責任者であります．彼女は優れた教育者として UW-マディソンのヒルデール賞および医科公衆衛生大学の教育責任者賞を受賞しています．
　Dr. Seibert は，病棟での日常業務に加え総合内科プライマリ・ケア医として実践活動をしています．
　Dr. Seibert は，ノースウェスタン大学より医学博士を授与されました．彼女は，ボストンのブリガム・アンド・ウィメンズ病院で内科インターンシップおよびレジデンシーを修了しました．

LAWRENCE M. TIERNEY, JR., MD

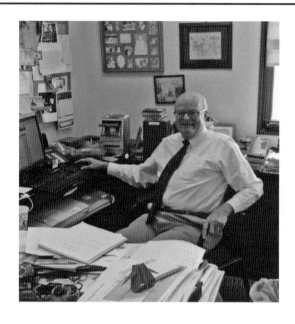

　Lawrence M. Tierney, Jr., MD は，カリフォルニア大学サンフランシスコ医科学校（UCSF）で医学教授として勤務しており，さらにサンフランシスコ VA 医療センターの医療部門の准責任者です．彼は，数えきれない程の教育者賞（過去 40 年間ほぼ毎年 1 つ）を受賞しており，中にはカイゼル賞や UCSF 認定教育者賞を含んでいます．彼は世界中の 100 以上の施設において客員教授であり，診断学達人として支持されています．

　Dr. Tierney — 別名「LT」は，メリーランド医科大学より医学博士を授与されました．彼はエモリーと UCSF の両方でレジデンシー修練を行い，UCSF でチーフレジデンシーを修了しました．

JEFF WIESE, MD

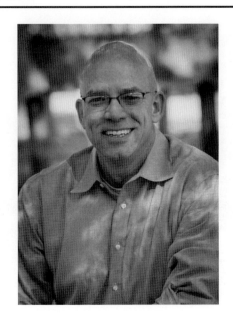

　Jeff Wiese, MD は，チューレイン大学健康科学センターの医学教授であり卒後医学教育の上級準学部長です．彼はまた医療慈善事業の責任者であり，チューレイン内科レジデンシープログラムの監督者でもあります．彼は 50 以上もの教育賞を受賞しており，6 回のチューレイン・アテンディング・オブ・ザイヤー賞を含みます．彼は更に，ホスピタリスト学会教育賞や，米国卒後医学教育認定評議会（ACGME）のパーカーパルマー教育賞,米国医科大学協会（AAMC）のロバート J. グレーザー認定教育者賞,米国内科学会（ACP）のウォルター J. マクドナルド賞，総合内科学会（SGIM）の中間キャリアー・メンターシップ賞などを受賞しています．彼は，「病院での教育 Teaching in the Hospital」の著者です．ウィーゼ博士はジョンズ・ホプキンス医科大学より博士号彼を授与されており，内科レジデンシー，チーフレジデンシー，医学教育フェローシップをカリフォルニア大学サンフランシスコ医科学校で修了しています．

REFERENCES

Chapter 1: Teaching Medicine

1. FACTS: Applicants, matriculants, enrollment, graduates, M.D.- Ph.D., and residency applicants data. (2016). Retrieved from https://aamc.org/download/54360/data/whatrolesdothfulfill.pdf

2. Why teaching hospitals are important to all Americans. (2016). Retrieved from https://news.aamc.org/for-the-media/article/teaching-hospitals-important-americans/

3. Culliton, B. J. (2006). Extracting knowledge from science: A conversation with Elias Zerhouni. Health Affairs, 25(3), w94- w103.

4. Castiglioni, A., Shewchuk, R. M., Willett, L. L., Heudebert, G. R., & Centor, R. M. (2008). A pilot study using nominal group technique to assess residents' perceptions of successful attending rounds. Journal of General Internal Medicine, 23(7), 1060- 1065.

5. Elnicki, D. M., & Cooper, A. (2005). Medical students' perceptions of the elements of effective inpatient teaching by attending physicians and housestaff. Journal of General Internal Medicine, 20(7), 635- 639.

6. Mann, K. V. (2011). Theoretical perspectives in medical education: Past experience and future possibilities. Medical Education, 45(1), 60- 68.

7. Marshall, C., & Rossman, G. B. (2011). Designing Qualitative Research. Sage.

Chapter 2: Why Study Attending Physicians?

1. Wachter, R. M., & Goldman, L. (1996). The emerging role of "hospitalists" in the American health care system. New England Journal of Medicine, 335(7), 514- 517.

2. Creating the hospital of the future: The implications for hospital- focused physician practice. (2012). Retrieved from http:// www.ahaphysicianforum.org/ files/ pdf/ hospital- of- the- future.pdf.

3. Harkin, B., Webb, T. L., Chang, B. P., Prestwich, A., Conner, M., Kellar, I., Benn, Y., & Sheeran, P. (2016). Does monitoring goal progress promote goal attainment? A meta- analysis of the experimental evidence. Psychological Bulletin, 142(2), 198– 229.

Chapter 3: Building the Team

1. Bain, K. (2011). What the Best College Teachers Do. Cambridge, MA: Harvard University Press.

2. Ludmerer, K. M. (1999). Time to Heal: American Medical Education from the Turn of the Century to the Era of Managed Care. New York: Oxford University Press.

3. Ramani, S. (2003). Twelve tips to improve bedside teaching. Medical Teacher, 25(2), 112– 115.

4. Kendra, T. (2011). Bo Schembechler's legendary "The Team" speech still rings true today in high school football. The Muskegon Chronicle. Retrieved from August 24, 2011, http:// www.mlive.com/ sports/ muskegon/ index.ssf/ 2011/ 08/ bo_ schembechlers_ legendary_ the.html.

5. Mann, K. V. (2011). Theoretical perspectives in medical education: Past experience and future possibilities. Medical Education, 45(1), 60– 68.

6. Weinstein, D. (2011). Ensuring an effective physician workforce for the United States: Recommendations for graduate medical education to meet the needs of the public. Content and format of GME (2nd of two conferences), Atlanta, GA. May, 2011. Josiah Macy Jr. Foundation.

7. Sutcliffe, K. M., Lewton, E., & Rosenthal, M. M. (2004). Communication failures: An insidious contributor to medical mishaps. Academic Medicine, 79(2), 186– 194.

Chapter 4: A Safe, Supportive Environment

1. Mann, K. V. (2011). Theoretical perspectives in medical education: Past experience and future possibilities. Medical Education, 45(1), 60– 68.

2. Sutkin, G., Wagner, E., Harris, I., & Schiffer, R. (2008). What makes a good clinical teacher in medicine? A review of the literature. Academic Medicine, 83(5), 452– 466.

Chapter 5: Bedside and Beyond

1. Shankel, S. W., & Mazzaferri, E. L. (1986). Teaching the resident in internal medicine: Present practices and suggestions for the future. Journal of the American Medical Association, 256(6), 725– 729.

2. Block, L., Habicht, R., Wu, A. W., Desai, S. V., Wang, K., Silva, K. N., ⋯ Feldman, L. (2013). In the wake of the 2003 and 2011 duty hours regulations, how do internal medicine interns spend their time? Journal of General Internal Medicine, 28(8), 1042– 1047.

3. Ahmed, K., & El- Bagir, M. (2002). What is happening to bedside clinical teaching? Medical Education, 36(12), 1185– 1188.

4. Easy auscultation. MedEdu LLC. (2015). Retrieved from http:// www. easyauscultation.com/ egophony.

5. Gladstone, D. J., Spring, M., Dorian, P., Panzov, V., Thorpe, K. E., Hall, J., ... Côté, R. (2014). Atrial fibrillation in patients with cryptogenic stroke. New England Journal of Medicine, 370(26), 2467– 2477.

6. Saint, S. (2010). Saint- Frances Guide: Clinical Clerkship in Inpatient Medicine. (3rd edition). Baltimore, MD: Lippincott Williams & Wilkins.

Chapter 6: How to Think About Thinking

1. Eva, K. W. (2005). What every teacher needs to know about clinical reasoning. Medical Education, 39(1), 98– 106.

2. Irby, D. M. (2014). Excellence in clinical teaching: Knowledge transformation and development required. Medical Education, 48(8), 776– 784.

3. Centor, R. M., & Willett, L. L. (2008). Becoming a better ward attending: Ten modifiable behaviors. ACP Hospitalist. Retrieved from http:// www.acphospitalist. org/ archives/ 2008/ 05/ attending.htm.

4. Introduction to the Socratic method and its effect on critical thinking. 2009– 2015. Retrieved from http:// www.socraticmethod.net/ .

5. Bain, K. (2011). What the Best College Teachers Do. Cambridge, MA: Harvard University Press.

Chapter 7: Role Models

1. Wright, S., Wong, A., & Newill, C. (1997). The impact of role models on medical students. Journal of General Internal Medicine, 12(1), 53– 56.
2. Branch, Jr. W. T., Kern, D., Haidet, P., Weissmann, P., Gracey, C. F., Mitchell, G., & Inui, T. (2001). Teaching the human dimensions of care in clinical settings. Journal of the American Medical Association, 286(9), 1067– 1074.
3. Detsky, A. S., & Verma, A. A. (2012). A new model for medical education: Celebrating restraint. Journal of the American Medical Association, 308(13), 1329– 1330.

Chapter 8: The Sacred Act of Healing

1. Institute of Medicine, Committee on Quality of Health Care in America. (2001). Crossing the Quality Chasm: A New Health System for the 21st Century. Report No.: 0309073227. Washington, D.C.: National Academy Press.
2. Peabody, F. W. (1927). The care of the patient. Journal of the American Medical Association, 88(12), 877– 882.

INDEX

英

Avedis Donabedian 91

Benjamin Mba 105

Christine Seibert 108

Crossing the Quality Chasm 79

Daniel P. Hunt 103

E. Lee Poythress 107

EAP プレゼンテーション 41

E-SOAP プレゼンテーション 41

Francis W. Peabody 79

Gurpreet Dhaliwal 99

Hidden curriculum 72

hospitalist 10

how question 59

Jeanne Farnan 100

Jeff Wiese 110

Lawrence M. Tierney, Jr 109

Less is more 73

Medicaid 89

Robert Hirschtick 102

Robert Mayock 104

Robert Wachter 10

Sarah Hartley 101

Steve Jobs 11

Steven McGee 106

Teach-back communication 86

The Living daylights 12

why question 59

あ

あなたの思考過程を共有 95

アルベルト・シュヴァイツァー 1

安心感のある支援環境 26, 35

安全で支援的な学習環境 38

い

インターン 60

怒りの感情 37

医学教育の現状 1

医学教育の変革 7

医学書を読まずに医学を学ぶ 92

意思決定プロセス 66

医師であるという工芸 97

医師になるための自信 33

医療事故 3

う

ウィリアム・オスラー 40, 92

か

回診後に短時間の教育セッション 53

学習　　　7
　—ストレス曲線　62
　—プロセス　　27
学習者　　　59
　—と患者へのユーモア　77
　—になろう.　94
　—に求める水準よりも高い水準　77
隠れたカリキュラム　　　72
賢い人とは　　　59
家族面談　　　87
患者　　　57
　—から学んだ情報　　　57
　—ケアと教育への責任感　44
　—との信頼関係を構築しよう.　96
　—のケアはチーム全体の責任　24
　—のベッドサイドで膝をつく指導医
　　　88
　—のベッドサイドに行く　56
　—の経済的な問題　　　89
　—の元々の訴えに立ち返る　　　44
　—の将来について計画しよう.　96
　—の話を聞くとき　　　90
　—を知り，信頼関係を築くこと　90
　—中心の教育　96
簡略化したプレゼンテーション　41

き

教育スタイル　　14
共感，尊敬を示すための様々な方法
　　　84

く

クロード・レヴィ・ストロース　59

こ

コンサルテーション　　　82
孔子　　9
個人的な関係性を構築しよう.　　　93
子供たち　　　26

さ

再入院を回避する　　　90

し

ジョーク　　　37
ジョン・ウッデン　　　68
思考について考える　　　59
失敗は価値のある学習経験　　　39
質問ではない質問　　　63
質問は学びの機会　　　61
指導医　　　4
　—たちが考えるチーム　24
　—とチームメンバーのやり取り　32
　—とレジデント　27
　—のフィードバック　　　49
　—の仕事への取り組み方　69
　—の時間的制約　3
自分の患者を把握しておこう.　　　96
自分の教育法を修正してみよう.　93
診療科の垣根を越えたピットイン　23
診療スタイル　　14

す

過ぎたるは猶及ばざるが如し　　　73

せ

聖なる癒しの振る舞い　79

そ

ソクラテス式問答法　　64，66
卒業生総代　　9

た

対話するアプローチ　　59
対人スキル　　27

ち

チーフレジデント　　9
チーム　　19
　―としての価値　15
　―づくり　　20
　―のテーブル回診　　52
　―の関係性　　24
　―の構築　　15
　―の思考過程に焦点を当てよう．95
　―の範囲を広げよう．　95
　―ミーティング　20
　―ワーク　　3
　―を支援する環境を構築するために　93
　―学習がもたらしてくれる利点　19
　―基盤型の学習を提供するために　95
知識のギャップが生じないように対
応しよう　　57

て

ティーチング・スクリプト　　51
テーブル回診　　51

と

特定の戦略や手法，言い回し　　7

な

なぜ指導医が学ぶのか？　9
「なぜ」という質問　　66
汝の愛するものを仕事に選べ　　9

ひ

ヒューリスティックス　　65
人を動かす　　1

ふ

フィードバック　36
ブラックユーモア　　76
プラトン　　79
プロフェッショナリズム　77

へ

ベーブ・ルース　15
ベッドサイド　　40
　―回診　　51
　―教育　　17，57

ほ

ポジティブな相互交流　　93
ポジティブフィードバック　35，38
ホスピタリスト　9，10，13
他の指導医から学ぶ　　71

ま

マリア・モンテッソーリ　26
まずは患者に尋ねてみよ　43
学び続けることをやめない14

も

問診　　82

や

病を治療するうえでの最大の誤り 79

ゆ

ユーモア　　　85
―のセンス　　37
有効な臨床教育　27

よ

良き医者は病気を治療し，偉大な医者は患者を治療する．　　40

り

臨機応変な教育スタイル　46
―な指導　　　46
臨床推論　　　60

れ

レーガン・ドクトリン　　95
レジデント　　　16，60

ろ

ロールモデル　　68
―が持つ効果　68
―として模範を示す　　68
労務調整　　　42

わ

悪い結果　　　75

ホスピタリストが教える 病棟教育スキル
　―すべての医師が知っておきたい教え方

2019 年 10 月 1 日　第 1 版第 1 刷 ©

監　　訳　徳田　安春
発 行 人　尾島　茂
発 行 所　株式会社　カイ書林
　　　　　〒 330-0802　埼玉県さいたま市大宮区宮町 2-144
　　　　　電話　048-778-8714　FAX　048-778-8716
　　　　　E メール　generalist@kai-shorin.co.jp
　　　　　HP アドレス　http://kai-shorin.co.jp
　　　　　ISBN　978-4-904865-46-0　C3047
　　　　　定価は裏表紙に表示
印刷製本　小宮山印刷工業株式会社
　　　　　© Yasuharu Tokuda

JCOPY ＜（社）出版者著作権管理機構　委託出版物＞
　　本書の無断複写は著作権法上での例外を除き禁じられています．複写される場合は，その
つど事前に，(社) 出版者著作権管理機構 (電話 03-3513-6969, FAX 03-3513-6979, e-mail: info@
jcopy.or.jp) の許諾を得てください．

Inner Consultation　内なる診療

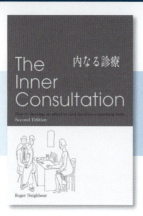

- 著：Roger Neighbour
- 監訳：草場鉄周
- 定価：4,000 円＋税
- 2014 年 4 月 25 日発売　A5　402 ページ
- ISBN978-4-904865-14-9

家庭医療の質：診療所で使うツールブック
Quality in family practice Book of Tools

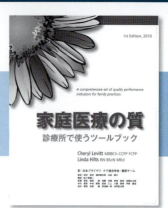

- 著：Cheryl Levitt・Linda Hilts
- 訳：日本プライマリ・ケア連合学会・翻訳チーム
- 監訳：松村真司・福井慶太郎・山田康介
- 定価：4,000 円＋税
- 2014 年 4 月 6 日発売　A4 変形　210 ページ
- ISBN978-4-904865-21-7

Fever of Unknown Origin　不明熱

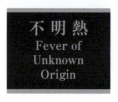

- 著：Burke A. Cunha
- 翻訳：大野城太郎
- 定価：4,000 円＋税
- 2019 年 01 月 30 日　第 1 版第 1 刷　390 ページ
- ISBN978-4-904865-41-5

日常診療の中で学ぶプロフェッショナリズム
Understanding Medical Professionalism

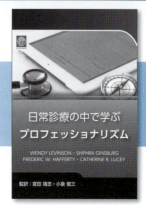

- 著：W. Levinson et al
- 監訳：宮田靖志・小泉俊三
- 定価：4,000 円＋税
- 2018 年 06 月 27 日　第 1 版第 1 刷　328 ページ
- ISBN978-4-904865-36-1

〒 330-0802　埼玉県さいたま市大宮区宮町 2-144
電話　048-778-8714　FAX　048-778-8716
e-mail：generalist@kai-shorin.co.jp